MÉMOIRE PRATIQUE

SUR LES BAINS

DE LA MALOU;

Par A.-L.-H. SAISSET,

Docteur en Médecine de l'École de Montpellier ;
Chirurgien de la Charité de la même ville; Membre
titulaire de la Société de Médecine-Pratique ; an-
cien Chirurgien de l'Hôpital civil et militaire ; et
Médecin Inspecteur des Bains de la Malou.

Fies nobilum tu quoque fontium.
. . . . .   Hor.

SECONDE ÉDITION.

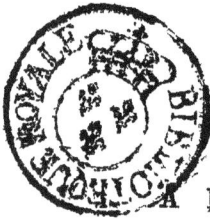

•0•☙•0•☙•0•☙•0•

MONTPELLIER,

DE L'IMPRIMERIE DE MADAME PICOT, NÉE FONTENAY.

1812.

A Monsieur

P. B. J. Nogaret,

Préfet du département de l'Hérault, Baron de l'Empire, Commandant de la Légion d'honneur, Président de la Société des Sciences et Belles—Lettres de Montpellier, Membre de plusieurs Sociétés savantes, etc.

Comme un tribut de ma profonde reconnaissance pour les bienfaits dont il a daigné m'honorer.

H. SAISSET, D. M. M.

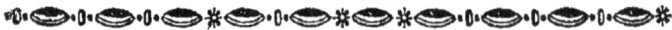

AVERTISSEMENT.

CINQ années se sont déjà écoulées depuis que j'ai été appelé par S. M. I. et R. aux fonctions de Médecin-Inspecteur des Bains de la Malou ; elles ont été employées à l'observation réfléchie des maux contre lesquels ces Bains offrent un secours efficace.

Je présente aujourd'hui le fruit de mon travail au Public en reconnaissance de l'accueil favorable qu'il a bien voulu faire à mon premier Essai. Les Médecins seront plus à portée de faire l'application des Eaux de la Malou à des cas semblables, et je ne doute nullement qu'un prompt succès ne couronne toujours leurs ordonnances.

C'est d'après ces vues, que je me

suis déterminé à donner uné nouvelle
édition de mon Mémoire publié en 1806.
Celle-ci sera distinguée par une Analyse complète de l'Eau des Bains,
n'ayant présenté dans mon premier Ouvrage que le résultat de celle faite dans
le laboratoire d'un habile Chimiste (1),
qui m'engagea à la répéter sur les lieux
mêmes avec les réactifs que j'ai employés.

J'ai fait ces mêmes expériences à
diverses époques; je puis garantir leur
exactitude et la vérité de leur résultat.
Leur détail sera suivi du rapport de
quelques Essais dans ce genre faits sur

---

(1) M. Duportal, docteur en Médecine,
aujourd'hui Professeur impérial de Chimie
au Lycée de Montpellier, auquel ma reconnaissance offre maintenant son hommage
pour le zèle qu'il mit à me communiquer
ses expériences.

deux sources précieuses dont la nature a enrichi la contrée de la Malou. Le tableau d'un grand nombre d'observations nouvelles recueillies depuis que j'ai l'inspection des Bains , doit prouver qu'on ne peut rien ajouter à la bonté des Eaux : si l'établissement laisse à désirer sous d'autres rapports, on verra bientôt cesser ces inconvéniens , lorsque les circonstances permettront aux propriétaires d'effectuer les projets d'agrandissement et d'amélioration que j'ai proposés dans mes rapports annuels aux aux autorités compétentes.

Dans un Discours préliminaire , je développe quelques notions sur les Eaux minérales en général ; je dis quelque chose de l'origine et de l'usage des Bains , soit publics, soit thermaux, de leurs vertus médicamenteuses et de leurs contre-indications dans les maladies aiguës et chroniques.

Mon sujet est ensuite divisé en cinq parties. Dans la première, je fais connaître l'histoire. de la découverte des Eaux de la Malou et l'origine de ces Bains; dans la seconde, on trouve l'analyse de ces Eaux; dans la troisième, j'annonce leurs propriétés médicinales; j'y parle de la préparation aux Bains, du régime qu'on doit suivre avant, pendant et après leur usage; des heures convenables, des douches; je donne, dans la quatrième partie, cinquante-six observations qui établissent les principes que j'ai avancés : l'analyse et les propriétés médicales des sources de Capus et de la Vernière sont consacrées à la cinquième partie qui termine l'ouvrage.

DISCOURS PRÉLIMINAIRE.

On est depuis long-temps convenu d'appeler *eaux minérales*, toutes celles qui contiennent des substances étrangères, terrestres, salines, sulfureuses, métalliques, gaseuses, etc.

Tous les Médecins sont d'accord qu'elles offrent un des moyens les plus importans, pour la cure prophylactique et thérapeutique des maladies.

On a lieu de s'étonner, lorsqu'on pense que, vers le dix-septième siècle seulement, on a commencé d'étendre le peu de connaissances que nous tenions des anciens sur les eaux minérales.

On sait que *Boile* s'en occupa utilement en 1663; que *Duclos* fut chargé, par l'Académie des sciences, de leur analyse; que *Boulduc* travailla sur le même sujet, et qu'il y découvrit le natrum; que *Leroi*, professeur de l'école de Montpellier, y trouva le sel marin calcaire; *Marggraff*, le sel marin à base de magnésie; *Priestley*, le gaz crayeux; *Monnet* et *Bergmann*, le gaz hépatique de *Fourcroy*; une foule d'autres auteurs que

je pourrais citer, s'en sont occupés avec un
égal succès; mais ils ont tous laissé beaucoup
à désirer, et les travaux des chimistes, dans
cette partie, sont encore loin d'être arrivés
au point de perfection qu'on peut en attendre.

Cependant nous sommes forcés d'avouer
que les révolutions qui viennent de s'opérer
en chimie, nous ont mis à même d'avoir sur
les eaux minérales, les notions les plus pré-
cises et les plus exactes.

C'est ainsi, qu'à l'aide d'une juste et sévère
application de la chimie à l'art de guérir, les
Médecins du dix-huitième siècle sont parve-
nus à faire des analyses plus exactes des
eaux minérales, et à en mieux connaître les
effets dans les maladies.

L'eau a reçu, de tous les temps, les plus
grands éloges de la part des philosophes. Les
plus célèbres Médecins (1) l'ont regardée
comme le remède le plus étendu et le mieux
approprié pour la guérison des maladies et
leurs diverses périodes.

---

(1) « *Hippocrate* prétend que la seule boisson peut
» modifier et différencier les hommes entre eux; aussi
» ne cesse-t-il de recommander aux jeunes Médecins
» de s'occuper surtout de la nature des eaux dont ils
» doivent faire usage. »

(*Cité par Chaptal.*)

Fr. *Hoffmann* la considérait comme la vraie médecine universelle ; *Plutarque*, comme le plus utile des élémens. *Fizes*, en mourant , dit qu'il laissait deux grands moyens de guérir ; pressé par ses confrères de s'expliquer, il répondit : Ces deux grands moyens sont la diéte et l'eau.

Ce que je viens de dire sur ce liquide, doit à plus forte raison s'entendre des eaux minérales ; elles offrent , comme tout le monde sait , une infinité d'avantages. Personne n'ignore que leur usage date de l'antiquité la plus reculée.

Il est avéré qu'elles sont de la plus grande utilité dans l'art de guérir, et qu'elles peuvent être considérées en général comme le moyen le plus sûr et le plus étendu pour la cure d'un certain nombre de maladies, soit aiguës, soit chroniques.

Combien d'exemples ne pourrait-on pas citer de maladies réputées incurables , qui ont cédé à leur usage ! de malades dévoués à une mort lente , et qu'on regardait comme prochaine, qui ont recouvré leur santé par l'usage bien ordonné des eaux minérales , soit en bain, soit en boisson !

Jetons un coup d'œil sur les affections rhumatismales, goutteuses, hypocondriaques,

vaporeuses ; sur les paralysies partielles
et générales ; sur les maladies articulaires,
avec ou sans engorgement des viscères ,
et généralement sur toutes les maladies des
divers systêmes organiques , nous verrons
par-tout les heureux effets que produisent sur
nos corps ces sources de guérison et de
santé. Fixons actuellement nos regards sur
les maladies qui affectent spécialement la
femme, nous verrons ce sexe enchanteur ,
livré tour-à-tour aux maladies les plus
cruelles, telles que suppression du flux périodique , fleurs blanches, chlorose , stérilité ,
etc. etc. , et surtout à ces diverses affections
nerveuses qui savent prendre des formes de
maladies si différentes ; nous reconnaîtrons ,
pour ainsi dire, des miracles dans les chan-
gemens que produisent ces eaux sur la constitution physique des femmes.

Par leur usage plus ou moins continu ,
la femme stérile acquiert la douceur de
devenir mère ; celle qui avait été en proie
à des maladies de langueur, recouvre la fraîcheur et la gaîté qu'elle avait perdues ; enfin
celle qui était atteinte du défaut de menstruation , a la satisfaction de voir reparaître
ce flux, lorsqu'elle est encore plongée dans
ces piscines salutaires.

Il est même prouvé que ces eaux ont la plus grande influence sur le soulagement et la guérison des affections morales ; il est prouvé que les voyages qu'on fait en allant les prendre, les divertissemens, les jeux, les plaisirs, la société, qui se rencontrent presque toujours dans ces lieux ; le changement d'air, le régime qu'on suit, la diversion qu'on fait aux maux qui vous affligent, sont autant de circonstances propres à déterminer un changement favorable dans la manière d'être du moral et du physique.

J'ajouterai qu'il n'est peut-être pas de remède plus facile, plus doux, plus agréable, qui agisse d'une manière moins inquiétante, qui sollicite plus utilement la nature de choisir l'organe le plus favorable pour l'excrétion des humeurs qu'elle veut expulser par ses divers émonctoires, et dont les malades s'accommodent le mieux.

En parlant des précautions qu'il est nécessaire de prendre avant, pendant et après l'usage des eaux minérales, je ferai connaître les dangers auxquels elles exposeraient si elles étaient administrées mal à propos (1).

_____

(1) Elles pourraient être d'un secours très-efficace dans des cas de pathologie comparée ; mais comme

Les eaux minérales , eu égard à leur température , ont été divisées en froides et en chaudes ou thermales ; par rapport aux principes dominans qui les constituent, en acidules , en salines , en hépatiques ou sulfureuses, et en martiales ou ferrugineuses.

Il me paraît que cette classification , qui appartient à *Fourcroy* , peut en général embrasser toute sorte de classification ou de de division d'eaux minérales.

On ne se dissimulera pas cependant qu'il ne fût possible de multiplier et d'étendre cette classification ; mais la science y gagnerait peu : tout le monde sait que le propre des divisions trop multipliées , est d'embarrasser l'esprit , sans l'instruire (1).

L'utilité des bains remonte à la plus haute

---

il n'entre point dans mon plan de faire connaître cette application, il me suffit de l'avoir indiquée , afin que d'autres s'en occupent. Je connais trois observations sur des animaux qui ont été guéris par leur usage , et les preuves recueillies par les auteurs ne sont pas si rares que beaucoup de personnes pourraient le penser.

(1) On peut consulter l'ouvrage de *Duchanoy*, Médecin de Paris , qui, sans contredit, a donné la classification la plus étendue. Son ouvrage est fort rare et très-estimé ; il a pour titre : *Recherches intéressantes sur la manière de préparer les eaux minérales artificielles.*

antiquité. Dans les siècles les plus reculés, on en adopta l'usage (1). Pour se convaincre de cette vérité, il suffit d'examiner les ouvrages des anciens. La plupart en parlent d'une manière plus ou moins étendue. Le premier qui les ait fait valoir en médecine, est cet homme immortel, ce divin vieillard, le flambeau de la médecine, à qui la nature avait accordé un si vaste génie, et qui joignait à la somme des connaissances médicales, celles de la nature entière. Il est probable que ce furent les Grecs qui, les premiers, s'avisèrent d'avoir des bains par-

---

(1) Si nous jetons nos regards sur les temps fabuleux de leur histoire, nous verrons que Circé délassa Ulysse, en lui préparant un bain dans un métal éclatant. L'enchanteresse Médée passait pour se baigner dans la décoction d'hommes vivans. Entre les choses surprenantes qu'elle faisait, et qui lui acquirent la réputation de fameuse magicienne, on disait d'elle qu'elle pouvait rajeunir les vieillards. Le fondement de cette opinion vint de ce qu'elle connaissait des herbes qui teignaient en noir les cheveux blancs ; elle fut aussi la première qui s'avisa de faire des bains chauds, pour rendre les corps plus souples et plus agiles, et pour les guérir de diverses maladies : ce qui fit que le peuple, qui voyait tout cet appareil de chaudières, d'eau et de bois, sans en savoir l'usage, publia qu'elle faisait bouillir les personnes qui se mettaient entre ses mains. Voy. *Leclerc.*

ticuliers , et que les Romains, leurs imita-
teurs , ne manquèrent pas de suivre leur
exemple , et de les surpasser en magni-
ficence. Les Romains , avant de quitter leur
genre de vie austère , allaient se baigner
dans le Tibre (1).

Certains auteurs prétendent que les Orien-
taux ont été les premiers à mettre en usage
les bains publics.

On peut cependant présumer, en lisant
l'Odyssée, que la Grèce connaissait les bains
chauds du temps d'*Homère*, et qu'ils étaient
placés à côté des gymnases ou palestres ,
parce qu'en sortant des exercices , on allait
se jeter dans le bain.

Ceux d'eaux thermales furent dans la suite
très-recherchés , parce que la nature les
fournissait au degré de chaleur que désirait
la sensualité; on connut peu de temps après
leur efficacité dans certaines maladies , et
on les fit servir fréquemment dans l'art de
conserver la santé, et de guérir les maux des
hommes.

Le titre de mon ouvrage annonce assez
que je ne veux pas donner un traité complet

---

(1) *Homère* envoya la princesse Nausicaa se baigner
dans un fleuve. Les auteurs de l'Ecriture disent que la
fille de Pharaon alla se baigner dans le Nil.

des

des bains, et que je borne mes recherches à tout ce qui peut avoir rapport à ceux de la Malou ; je n'entrerai donc point dans de plus longs détails sur leur histoire et leur origine : à quoi servirait de dire ici que le luxe peu à peu décora de ses superfluités ce qui n'avait d'abord été qu'un objet de besoin ? qu'à Rome les bains étaient d'une somptuosité extraordinaire , qu'on n'a peut-être jamais remarqué ailleurs ? l'on peut s'en faire une idée par les vestiges de leur grandeur (1) ; que la licence y régna jusqu'à ce qu'*Adrien* fit cesser l'usage indécent de laisser baigner les deux sexes ensemble ? qu'en France les bains publics étaient encore connus vers la fin du quatorzième siècle, et surtout à Paris ? Je pourrais rapporter une foule de faits ; mais comme ils ne serviraient qu'à contenter la curiosité , sans offrir un intérêt réel , je vais m'occuper de leur utilité en général. On sait que les anciens

_____

(1) Tels étaient à Rome ceux de *Néron* , de *Dioclétien*, de *Caracalla*, de *Constantin* , d'*Agrippine*, de *Titus*, de *Trajan*, etc. Dans les thermes de *Caracalla* , il y avait mille six cents siéges d'un superbe marbre. L'histoire rapporte que trois mille personnes pouvaient s'y baigner à la fois.

faisaient un très-grand usage des bains ; ils s'en servaient non-seulement pour la propreté et le plaisir (1) , mais encore pour la cure prophylactique et thérapeutique des maladies.

Personne n'ignore que les bains produisent des effets différens selon leur degré de température : ainsi , tantôt ils humectent, ramollissent, adoucissent, tempèrent, rafraîchissent , calment et assoupissent ; tantôt ils fortifient, resserrent , résolvent, atténuent ; souvent enfin ils attirent, échauffent , ouvrent , etc. , de manière à procurer des effets diamétralement opposés.

Si je voulais parcourir toutes les indications et contr'indications des bains , quand même je ne les considérerais que sous les trois degrés de température auxquels on les donne ordinairement , c'est-à-dire , en froids, en tièdes et en chauds, je serais entraîné beaucoup plus loin que le point où je dois

---

(1) On voit dans l'histoire que *Poppée*, femme de *Néron* , avait cinquante ânesses qui la suivaient partout , afin d'avoir tous les jours un bain de lait pour entretenir sa fraîcheur et sa santé. Je pense que ce bain pourrait être employé avec fruit dans les fièvres hectiques ou de consomption.

m'arrêter; mais comme les bains de la Malou agissent souvent comme bains tièdes , il m'a paru convenable de m'étendre principalement sur les indications et contr'indications de ces derniers.

Par bain tiède , on doit entendre celui qui n'excède pas la chaleur de la personne qui doit en faire usage , ou mieux encore celui dans lequel on ne sent point sa chaleur naturelle augmenter ni diminuer.

D'après cette définition , on voit combien il serait difficile de déterminer, d'une manière juste et précise , le degré thermométrique qu'on doit attribuer à ce bain , sa tiédeur devant être relative au *modus sentiendi* des malades , ou autres personnes qui veulent en faire usage.

L'inconvénient qui résulterait d'une détermination fixe , serait tel qu'un individu le trouverait chaud , l'autre froid, d'autres enfin au point convenable. Concluons donc avec *Grimaud*, *Marcard* et *Zimmermann*, et autres Médecins modernes , que l'action ou l'effet du bain se portant entièrement sur la vitalité , et l'homme ne devant juger de son mode d'agir , que par l'action que le bain a sur elle , et par les diverses modifications qu'il peut produire , soit dans les

solides, soit dans les fluides , on ne peut
rien déterminer *à priori* sur la température
de ces bains; et c'est des diverses modifications
qu'ils impriment sur la vitalité , qu'on doit
juger des cas où ils pourraient être utiles
ou nuisibles.

Les bains tièdes conviennent dans beaucoup de maladies aiguës, et dans un grand
nombre de chroniques, principalement dans
celles qui dépendent d'une tension spasmodique des solides , et d'une grande âcreté et
sécheresse dans les fluides.

Hippocrate recommande expressément
le bain tiède dans les maladies aiguës , et
surtout dans les fièvres éruptives : tous les
Médecins qui marchent sur les traces de ce
grand homme , rappellent son précepte.
Rhazès et *Avicenne* ont conseillé les bains
de vapeurs dans la variole; et les observations modernes prouvent avec quel avantage les bains tièdes peuvent être employés,
lorsque l'éruption s'annonce avec difficulté.

Lémery , qui le premier les a prescrits, et
avec succès, fut cependant taxé de hardi et
de téméraire (1).

_____

(1) Mém. de l'Acad.

Cependant *Fischer* disait, au rapport de M. *Fouquet*, que la méthode d'employer les bains dans la petite-vérole est très-usitée en Hongrie, chez les paysans, et dans tous les temps de la maladie. *Bouvard* préconisa, à son tour en France, cette méthode ; et l'illustre *Senac* en tira un parti merveilleux à St.-Cyr.

La Mettrie les a aussi conseillé avec avantage (1). L'on voit dans le journal de *Vandermonde*, l'histoire d'un enfant qu'un bain tiède rappela à la vie, en calmant les spasmes qu'il éprouvait, et en favorisant l'éruption variolique qui ne pouvait se faire. C'est par ce moyen que mon père m'arracha des bras de la mort dans un cas à peu près semblable. A l'âge de huit ans je fus atteint de l'infection variolique, à une époque où elle était épidémique et de très-mauvais caractère dans nos contrées. Des symptômes alarmans, produits par la difficulté de l'éruption, déterminèrent mon père à me faire plonger dans un bain tiède. Les parens, les amis lui témoignèrent leurs craintes sur l'effet du bain : mais, toujours ferme dans

_____

(1) Mém. sur la pet. vér.

ses principes , et ne perdant jamais de vue l'indication qu'il fallait remplir , il persista. Je fus plongé dans le bain ; et , au grand étonnement de tous les assistans , la petite-vérole fit son éruption à vue d'œil ; car avant qu'on me sortît du bain , je fus couvert en entier de boutons varioliques.

Tissot et *Marcard* pensent qu'ils sont propres pour détourner les pustules du visage. *Grimaud* les vante dans la fièvre ardente ; mais personne n'avait osé les employer dans les fièvres carcéraires , et le professeur *Broussonet* père, prouva le premier , d'après les observations qu'il eut occasion de faire sur une fièvre épidémique de mauvais caractère , qui régnait de son temps dans les prisons de Montpellier , que les bains , sous quelque forme qu'ils soient employés , sont d'un grand secours dans la cure des maladies où il y a spasme , de quelque nature que soient ces maladies ; que la voie d'évacuation par les sueurs ou l'insensible transpiration , ne doit pas être négligée dans le traitement des fièvres des prisons. Au surplus, on sait qu'*Hippocrate* avait observé les bons effets des bains chauds dans les convulsions : *Calidum seu therma cutim emollit, attenuat, dolores tollit, rigores , convulsiones, nervorum distensiones mitigat capitis gravitatem solvit*(1). Voyez dans les annales de la Société de Médecine-pratique, n.º 6 de la 3.ᵉ année, l'observation d'une fièvre tierce-pernicieuse-cardialgique, et les réflexions que M. *Lévêque* joint à la fin de son observation, au sujet de l'emploi des bains tièdes dans des cas analogues.

On peut voir encore dans les annales de la Société, n.º 6 de la 4.ᵉ année, plusieurs observations sur l'emploi des bains tièdes dans des cas de fièvres intermittentes, par M. *Giraud*, Médecin à Lyon. *Huxham* les conseille dans toutes les inflammations, pour produire une détente ; *Galien*, comme moyen de solution dans la fièvre éphémère (employés sur le déclin). On sait que les bains tièdes jouent également un beau rôle dans les affections exanthématiques, telles que les dartres, la gale, la syphilis, et dans tous les symptômes qui caractérisent celle-ci, pour préparer surtout la voie au mercure, qui est si utile dans cette affection maladive. Les Médecins les ordonnent communément

_____

(1) *Lind*, mémoires sur les fièvres, traduction de *Fouquet*.

dans la néphralgie, l'hischurie, la dysurie, la pass'on iliaque, la manie, la frénésie ; dans les douleurs vives des divers systêmes organiques, fixées sur quelque point déterminé du corps, telles que céphalalgie, tic douloureux, prurit, douleurs rhumatiques, ostéocopes, tétaniques, etc. Ils sont utiles aux femmes hystériques, aux hypocondriaques. On les emploie également avec succès, lorsque la transpiration se trouve arrêtée, supprimée ou empêchée, et que les humeurs sont accumulées dans les vaisseaux ou le tissu des glandes ; dans les fièvres qui doivent se terminer par un éruption cutanée quelconque, en prenant les précautions nécessaires ; chez les personnes du sexe, dans la suppression du flux menstruel, lorsqu'elle reconnaît pour cause un état spasmodique, ou qu'elle tient à une rigidité ou érétisme des vaisseaux utérins ; dans certains cas d'accouchemens rendus laborieux, soit par le spasme ou la phlogose des parties ; dans les pâles couleurs, ils aident singulièrement l'effet des autres remèdes employés; chez les personnes d'un tempérament nerveux, sec et irritable, tels que les hommes de lettres, les bains tièdes sont de la plus grande utilité, ainsi qu'à certains vieillards qui ont la fibre sèche, roide : le bain ralentit alors et empêche chez eux cette sécheresse et cette rigidité de leur fibre, et retarde le terme fatal de la décrépitude.

Ils sont également indiqués chez ceux qui doivent subir quelque opération majeure, pour prévenir les symptômes nerveux ou inflammatoires qui ne manqueraient pas de se déclarer.

Je ne tarirais point si je voulais indiquer toutes les circonstances et tous les cas où les bains tièdes peuvent être utiles ; il me suffit d'avoir indiqué les principaux pour me hâter de passer aux cas où ils pourraient être nuisibles.

D'après ce que je viens de dire sur les indications des bains tièdes, on a dû s'apercevoir que leur mode d'agir tendait puissamment à solliciter la nature à déployer ses forces d'une manière égale et uniforme sur tous les points de la masse du corps, et que sous ce point de vue les bains étaient éminemment indiqués, lorsqu'il s'agissait de remplir cette indication principale. J'en ai également loué l'efficacité dans beaucoup de maladies chroniques, surtout dans les affections nerveuses qui ne dépendent le plus souvent que d'un état spasmodique fixé plus ou moins profondément, ou bien d'un défaut d'équilibre dans la répartition des forces toniques, comme dit *Grimaud*; or, rien n'est plus propre, pour rompre ces divers états, que le bain tiède. *Galien* disait avec beaucoup de raison « que l'eau tiède dans la » quelle on plonge tout le corps, produit » le même effet, par rapport à tout le corps, » que les cataplasmes émolliens par rapport » aux parties sur lesquelles ils sont appli- » qués; et plus particulièrement qu'elle pro- » cure l'évacuation des sucs excrémentitiels » contenus dans le tissu des chairs; qu'elle » distribue uniformément la chaleur, qu'elle » dilate les plus petits conduits, qu'elle re- » lâche les parties trop tendues, et qu'elle » détermine un mouvement de fonte imprimé » généralement à tout le systême des solides » et des fluides. » *Cit. par Grimaud, Cours de fièv.*

Par les raisons contraires, ils sont contr'indiqués dans les cas où les mouvemens et les forces se dirigent avec trop de fougue ou d'impétuosité, du centre à la circonférence; ou bien encore, lorsque le corps se trouve affecté d'un spasme violent et profond qui ne serait pas susceptible de céder à l'action expansive du bain (1) ; lorsque les mouvemens ont une tendance à se porter vers les organes nobles, chez ceux, par exemple, qui sont menacés d'apoplexie ; chez ceux qui sont affectés d'hémoptysie et de suffocation, ou qui ont les organes si faibles et si délicats, qu'ils ne peuvent supporter la pression qu'exerce l'eau du bain sur leur corps.

Ils sont contr'indiqués chez les pulmoniques, les asthmatiques, les hydropiques, chez les personnes affaiblies par des excès, qui ont porté principalement leurs effets sur les forces toniques et digestives, chez ceux qui

---

(1) Il n'y a point de cause extérieure quelconque, (dit *Grimaud*) point d'objet de sensation qui agisse sur le corps vivant d'une manière rigoureuse, absolue, nécessaire ; et lorsque le corps est dans l'acte d'un spasme violent, ou que l'organe de la peau est fortement contracté, loin de se prêter à la force expansive du bain, la peau se resserre et se contracte de plus en plus sous l'impression d'une cause trop faible pour détruire le spasme qui la condense ; car, comme nous l'avons déjà observé, tous les états maladifs profondément établis, tirent un nouveau degré de force et d'activité de la part des moyens impuissans qu'on leur oppose, à peu près comme l'ame, livrée à une passion violente, s'irrite par les obstacles, et les fait servir d'aliment à l'affection qui la domine, et qui captive et absorbe toute la plénitude de son être.

font des jeûnes prolongés, et qui ne prennent pas le repos nécessaire , chez les femmes grosses (1), etc. ; enfin chez ceux qui se livrent à des travaux pénibles et forcés.

Il ne sera pas hors de propos d'ajouter à tout ce qui vient d'être dit sur les bains en général , et sur ceux d'eaux thermales en particulier, qu'il faut assujettir leur administration à des règles et à des principes à peu près fixes et invariables ; qu'il faut, avant toutes choses, bien connaître la manière d'agir de chacun d'eux dans les différentes circonstances de la vie , circonstances qui doivent se tirer de la manière de vivre , du tempérament, de l'âge, du sexe, du climat, de la saison, des constitutions de l'air, des habitudes, des passions, et généralement de tout ce qui peut avoir rapport à leur température , à la nature de leurs principes constituans, et au genre de maladies pour lesquelles on les met en usage.

Avec ces précautions , on ne manquera pas de faire du bain un remède d'autant plus

---

(1) Ceci doit s'entendre d'une manière générale ; car il est des circonstances où on fait mettre les femmes grosses dans le bain , et surtout vers la fin de la grossesse , afin de favoriser l'accouchement.

important, qu'il n'est peut-être pas de circonstances où ces différentes modifications ne
puissent et ne doivent être évaluées ; car il
n'est pas du tout indifférent de prendre le
bain à tel ou tel degré de chaleur, à telle ou
telle heure, avant ou après le repas (1),
après ou avant l'exercice, ou bien encore
lorsqu'on est en sueur (2): toutes ces choses
méritent d'être appréciées par le Médecin ;
il doit toujours avoir présentes à l'esprit les
règles qu'il faut suivre avant de prendre les
bains, lorsqu'on les prend et lorsqu'on les a
pris, et les dangers auxquels ils exposeraient
s'ils étaient administrés mal-à-propos. Il ne
faut pas même laisser ignorer aux personnes
qui en font usage, qu'elles doivent avec le
plus grand soin écarter loin d'elles toutes les
passions vives de l'ame; car il est de la plus
grande importance de tenir le physique et
le moral dans un état de tranquillité qui ne

---

(1) Il serait dangereux de se jeter dans le bain immé-
diatement après le repas.

Crudum pavonem in balnea portas
    Hinc subitæ mortes.   *Juvenal.*

(2) *Alexandre* fut sur le point de périr, pour s'être
baigné en sueur dans le fleuve Cydnus, dont l'eau est
très-froide.

contrarie en rien les effets qu'on est en droit d'attendre du bain..

Il faudrait, pour les premières fois que les malades prennent les bains , que les Médecins s'y trouvassent, afin d'observer les phénomènes qui leur sont particuliers, et juger ensuite plus pertinemment de ce qui doit êtrechangé dans ceux qui doivent suivre.

A l'égard du régime, il faut éviter avec soin toutes les substances incendiaires ou échauffantes, le vin surtout en trop grande abondance, l'usage trop fréquent des plaisirs de l'amour , les veilles trop prolongées ou trop long-temps continuées ; on aura la plus grande attention pour l'usage des alimens ; on n'oubliera pas qu'il faut les prendre bien cuits, de bon suc et agréables au goût; que la boisson doit être en rapport avec les alimens qu'on prend ; que l'eau doit être fraîche et pure; le vin, vieux, fin et bien trempé: on ne s'interdira pas, comme le conseillaient autrefois les Médecins , l'usage des végétaux, du poisson frais, du laitage, à moins qu'on ait de fortes raisons pour s'en abstenir. Il faut avoir le soin d'entretenir la liberté du ventre , de manière qu'on aille à la selle toutes les vingt-quatre heures ; on ne se livrera pas non plus trop long-temps au sommeil ; on ne le prendra pas après le repas ; et dans la journée, l'exercice sera modéré.

Enfin, ceux qui désireront des connaissances plus étendues sur les bains, peuvent consulter avec fruit les auteurs qui s'en sont occupés d'une manière spéciale ; tels sont, parmi les anciens, *Aristote*, qui est un des premiers qui aient écrit quelque chose sur l'eau et les bains ; *Hippocrate* et *Galien*, dans plusieurs de leurs ouvrages ; *Celse*, *Pline*, *Savonarola* de Padoue (Voy. son traité sur les bains en général, et surtout sur les eaux thermales d'Italie ; il a écrit dans le quinzième siècle). Je pourrais citer encore un grand nombre d'auteurs qui se sont occupés des bains, tels que *Montagnana*, *Ugulinus*, *Faventinus*, *Jean Dondis*, *Panthœus*, *Vitruve*, *Bedinelli*, *Joannes-Franciscus Brachaleo*: ce dernier a développé les principes d'*Hippocrate* et de *Galien ;* *Conradus Gesnerus*, qui a donné la description des eaux thermales de la Suisse. On trouve également dans les ouvrages que nous ont laissés les Médecins arabes, différens traités qu'on peut consulter avec beaucoup de fruit ; tels sont ceux de *Rhazès*, d'*Avicenne*, d'*Averrhoës*, de *Mésué*, d'*Oribase*, d'*Arétée*, de *Paul d'Egine*, de *Sicus* de Crémone, et une foule d'autres que je ne cite pas.

Parmi les modernes, les meilleures sources dans lesquelles on peut puiser ces connaissances, sont les nombreux mémoires de *Leroy*, les divers traités qui ont été donnés par *Carrère*, *Venel*, *Monnet*, *Limbourg*, *Duclos*, *Raulin*, *Buc'hoz*, *Marcard*, *Fourcroy*, *Bayen*, *Cartheuser*, *Gilchrist*, *Marteau*; les dissertations d'*Hoffmann*, de *Presseux*, de *Seïp*, de *Bordeu*; enfin on peut consulter avec avantage les mémoires insérés dans ceux de l'Académie des Sciences.

PREMIÈRE

~~~~~~~~~~~~~~~~~~~~

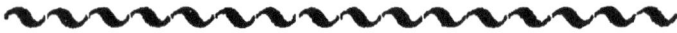

PREMIÈRE PARTIE.

•0•◆••◆•0•

Histoire et origine des Bains de la Malou.

LES bains de la Malou sont situés dans le département de l'Hérault, au pied d'une petite montagne nommée *Usclade*, dans la commune de Mourcairol, pays très-montueux.

Dans l'endroit où se trouvent aujourd'hui ces bains, on ne remarquait, en 1634, qu'une petite baraque servant d'asile aux personnes chargées de la culture des terres environnantes, et qui appartenaient aux héritiers de *Guilhen-Gaillard* de Villecelle.

Pons-Marthe de Thésan, seigneur du Poujol, en devint l'acquéreur quelques années après; il fit bâtir et agrandir ce local qui était très-peu de chose auparavant.

Je m'étendrai peu sur l'histoire chronologique de ces bains; tout ce que je pourrais en dire serait de pure curiosité. C'est au hasard que nous devons la découverte des vertus et des bienfaits que nous retirons de cette source médicale, qui a rendu la santé à tant d'individus de tout âge , de tout sexe , et de tous les pays , qui étaient affligés de maladies plus ou moins opiniâtres , et qui avaient résisté à tous les remèdes employés pour les combattre.

Je tiens de mes aïeux que des paysans des villages circonvoisins, tourmentés depuis longues années de douleurs rhumatismales les plus rebelles , se trouvèrent guéris après s'être plongés dans des fosses pleines de cette eau , à peu dé distance de la source. Ces faits et ces observations se répétèrent toutes les fois qu'on fut à portée de faire de nouvelles épreuves ; de là , la réputation naissante de ces eaux, et l'idée de la vertu spécifique qu'on leur attribua peu-à-peu pour la cure de certaines maladies.

Le comte du Poujol conçut le premier l'idée d'y former un établissement digne de son objet. Dans cette vue , il fit pratiquer un grand réservoir qui pût contenir près de quarante personnes; il fit construire un mur de séparation , afin que les personnes de différent sexe pussent s'y baigner en même temps et sans inconvénient. Enfin , il fit construire , en 1754 et 1755 , des appartemens commodes pour les personnes qui iraient prendre les bains.

Le temps , et des observations ultérieures

sur les heureux effets que produisirent ces
eaux, ne contribuèrent pas peu à les accré-
diter. On remarqua dans combien de maladies elles pourraient être utiles. Les succès
déjà obtenus durent engager un grand nombre
de personnes à s'y rendre ; des guérisons nombreuses, qui tiennent pour ainsi dire du mi-
racle, complétèrent leur réputation : les
Médecins de Montpellier y contribuèrent par
le grand nombre de malades qu'ils y en-
voyèrent; et c'est aux illustres professeurs de
cette moderne Épidaure, que les bains de la
Malou doivent en partie la haute réputation
qu'ils ont acquise.

Les professeurs de cette faculté les plus
renommés, et les praticiens de la ville les
plus répandus envoient tous les ans un
grand nombre de malades à la Malou. Les
succès qui ont constamment résulté de leur
usage bien ordonné, justifient la confiance
qu'on accorde à ces bains, et la juste application que ces savans en ont su faire.

Quant à ce qui regarde leur site, ces bains
n'offrent rien de curieux ni de remarquable
pour ceux qui connaissent les pays monta-
gneux; mais ils offrent beaucoup d'agrément
et un coup-d'œil vraiment pittoresque aux
personnes qui, venant de la plaine, savent

sentir et apprécier les beautés d'une position différente.

- Leur situation est telle qu'ils ont la côte de Villecelle à leur droite, le bois de l'Encayras à leur gauche, et le bois de Loun ou de Long en face du siége de leur établissement. Ce bois se trouve séparé des bains par des prairies complantées de pommiers et autres arbres fruitiers, et par un grand nombre de peupliers à haute futaie, formant un rideau sur les bords du ruisseau de Bitoulet ; ces prairies offrent aux étrangers une promenade très-agréable, et un lieu commode pour s'y livrer à mille amusemens divers. Le ruisseau dont je viens de parler, sert à faire aller un moulin à blé, et à arroser les prairies environnantes ; il va se jeter à peu de distance dans la rivière d'Orbe, dans laquelle on trouve en abondance de belles et bonnes truites, des anguilles, des barbeaux et autres poissons très-estimés.

Une circonstance frappante, qui mérite d'être mise dans le plus grand jour, c'est que la nature a répandu ses ressources avec une main si libérale dans ces contrées, qu'on pourrait mettre en doute si elle ne les a pas voulu concentrer dans un même lieu. On voit sourdre d'une colline une fontaine d'eau thermale très-composée (1) ; d'une autre, une source d'eau martiale (2) ; enfin, une troisième se fait jour au bord de la rivière d'Orbe (3), de manière à pouvoir varier à l'infini les secours qu'elles offrent, et les faire servir à la destruction des maladies les plus invétérées (4).

Les diverses montagnes ou côteaux qui environnent la Malou, sont cultivés dans plusieurs points de leur étendue, et recouverts en grande partie de châtaigniers, principalement la côte de Villecelle. Dans les terrains qui ne doivent aucune de leurs productions

---

(1) C'est celle de la Malou.

(2) C'est la source dite de Capus, distante de la Malou d'environ cinq à six cents mètres, et dont je me propose de faire connaître l'analyse et les propriétés médicales.

(3) Celle-ci est connue sous le nom de source de la Vernière, et peut être rangée dans la classe des eaux acidules et salines. Voy. pag.....

(4) On dirait que le vœu que fait Duchanoy est ici accompli dans toute sa plénitude. Combien de cas particuliers, dit cet auteur, où il serait à désirer que les eaux froides fussent à côté des chaudes, les sulfureuses à côté des acidules, etc., pour les mélanger, les varier et les approprier enfin dans toutes les circonstances, à la nature et au caractère des maladies, à l'âge et au tempérament des malades.

au travail de l'homme, croissent un grand
nombre d'arbrisseaux, beaucoup de plantes
aromatiques qui contribuent infiniment à
rendre l'air sain, pur et agréable. On trouve
avec abondance, sur ces montagnes, des
lièvres, des lapereaux, des perdrix rouges,
etc. ; ce qui fait que la chasse offre beaucoup
d'agrément à ceux qui aiment à s'y livrer. On
n'y trouve ni insectes, ni autres animaux vé-
nimeux ou dangereux; les plantes usuelles y
sont peu communes. On y remarque plusieurs
vestiges de mines qui ont été exploitées; les
personnes qui s'occupent spécialement de mi-
néralogie, pourraient y trouver des choses
intéressantes. Les matériaux qui entrent dans
la composition de ces montagnes sont les suivans : 1.° de grandes masses calcaires; 2.° un
schiste épais et abondant, feuilleté, différemment nuancé en couleur; 3.° une terre ar-
gilleuse; 4.° du fer; 5.° de la houille; 6.° on y
rencontre plusieurs pyrites en décomposition
où j'ai recueilli du sulfate de fer et un peu de
sulfate de chaux.

On regrette, avec juste raison, qu'une
source aussi abondante et aussi utile que l'est
celle de la Malou, ne soit pas placée dans un
lieu plus riant et plus agréable ; mais on en
est en quelque sorte dédommagé par les pro-

menades qu'on peut aller faire dans le vallon
du Poujol, village éloigné des bains d'un
quart-d'heure, et situé sur une petite élévation; il est entouré de jardins, de vigno-
bles et d'immenses prairies meublées d'arbres
fruitiers de toute espèce.

Le chemin qui y conduit, est une promenade charmante, ombragée dans presque
toute son étendue par d'énormes châtaigniers
et par des allées de mûriers, d'où les regards
des étrangers se fixent avec volupté sur un
vallon des plus fertiles et sur des montagnes
verdoyantes, qui font éprouver un sentiment
de plaisir et de gaîté inexprimables.

Au nord du Poujol, est située la haute
montagne de Carous, qui recèle dans son sein
une mine de plomb vernis.

L'élévation de cette montagne est précieuse
à tous ceux qui, par état ou par goût, observent
les grands phénomènes et les beautés de la
nature. Le physicien et le peintre y trouve-
raient également matière à exercer leur talent;
et tandis que la campagne du Poujol offrirait
au dernier la nature dans sa riante simplicité,
le mont de Carous la présenterait à l'un et à
l'autre dans tout l'éclat de sa majesté. Un
horizon très-étendu, borné par la mer Médi-
terranée, embrasse, dans une vaste plaine

séparée de Carous par une amphithéâtre de
montagnes, les principaux villages du Bas-
Languedoc, et plusieurs jolies villes, no-
tamment celles de Béziers, Pézenas, Narbonne, etc.; et lorsque l'œil est fatigué de
l'éclat de ces campagnes où la terre semble
orgueilleuse d'étaler toutes ces richesses, il
aime à se reposer sur la fraîche verdure qui
couvre les montagnes voisines de Carous. Le
Poujol n'a par lui-même rien de remarquable; c'est un pays purement agricole :
on s'y occupe cependant de la filature de
la soie, que les négocians de Pézenas, de
Montpellier, de Nîmes, de Lyon estiment
beaucoup.

Les eaux qui servent à la boisson dans
tous ces pays, sont très-pures et très-saines :
il n'y règne point de maladie endémique ;
on y en voit rarement d'épidémiques.

On trouve dans le bâtiment destiné aux
étrangers qui vont à la Malou, des appartemens commodes, assez bien distribués et
aérés; des galeries très-spacieuses et cou-
vertes, où l'on peut se promener lorsque le
temps est pluvieux ; une basse-cour très-
vaste où se trouvent quelques arbres qui
offrent un ombrage frais.

L'aîle gauche qui n'est point encore finie,

réunira sous peu de temps la facilité de loger un plus grand nombre de personnes. Dans l'enceinte de cette maison, se trouve un café très-bien tenu et aussi bien pourvu. Deux auberges qui ne sont séparées que par le chemin, méritent d'être signalées par les soins, les honnêtetés et les prévenances que reçoivent les étrangers de la part des personnes qui les administrent.

Il me reste à dire que la source n'est distante de l'endroit où l'on se baigne, que d'environ 5o mètres (24 toises à-peu-près.) Les eaux se rendent de la source à ce réservoir par un canal souterrain assez large, ainsi que le nécessitaient l'abondance de l'eau et le besoin de le désobstruer, lorsqu'il est engorgé par le dépôt abondant que la source précipite dans son cours.

L'endroit où l'on se baigne est une espèce de chambre voûtée qui ne reçoit du jour que par la porte, et dans laquelle on descend par un escalier de cinq marches ; autour de son enceinte sont des bancs en pierre où s'asseyent les personnes qui prennent les bains; dans cette position, elles se trouvent avoir tout le corps dans l'eau, excepté la tête. La disposition de ces bancs est telle qu'ils se trouvent plus élevés dans une

portion de la chambre, et, conséquemment,
moins couverts d'eau, et c'est là que se
placent les personnes d'une petite stature.
Le nombre des personnes qui peuvent se
baigner à-la-fois, ne peut guère être porté
au-delà de trente, c'est-à-dire, quinze dans
le bassin destiné aux hommes, et autant dans
celui destiné aux femmes, séparé du premier par un mur qui empêche toute communication alarmante pour la pudeur.

Dans le premier bassin, se trouve au milieu de son fonds l'orifice du canal qui conduit les eaux, et auquel on adapte une
gouttière en bois, au moyen de laquelle on
peut prendre la douche, avantage dont on
jouissait seulement dans le bain des hommes
et qui existe maintenant dans celui des
femmes par les soins que j'ai pris de l'y
ménager.

Au sortir du bain, on est reçu dans un
endroit chaud et commode par des personnes
préposées pour y donner tous les soins convenables. Chaque sexe a un chauffoir particulier et séparé d'où chacun se rend dans
ses appartemens peu éloignés de là. Les personnes qui ne veulent pas ou qui ne doivent
pas s'exposer à l'air libre, trouvent facile-
ment des chaises-à-porteur pour être trans-
portées chez elles.

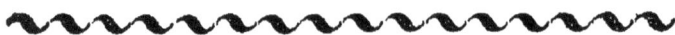

DEUXIEME PARTIE.

Analyse des bains de la Malou.

Examen physique de l'eau.

L'eau des bains de la Malou est transparente, limpide, un peu onctueuse, et sans couleur; son odeur est peu forte et ne flatte guère l'odorat; son goût est un peu ferrugineux, sans avoir rien de bien déterminé; sa pesanteur spécifique est de $1 + 0$, aéromètre de Baumé; sa température est de 28 degrés au thermomètre de Réaumur; il nage sur la surface une pellicule rousseâtre, surmontée d'une écume blanche qui n'est autre chose que du carbonate calcaire; elle dépose autour du bassin un sédiment ocreux, qui paraît être une espèce de terre argileuse parsemée de quelques particules métalliques, brunes et luisantes. L'or et l'argent plongés dans l'eau changent sensiblement de couleur; les linges en sortent tout jaunes; elle laisse dégager une sorte de vapeur très-abondante qui a une odeur sulfureuse, quoiqu'on n'ait pu y découvrir un atôme de soufre, ou une odeur de pâte de froment en fermentation, surtout lorsqu'on entre pour la première fois dans le bain. La source est très - abondante ; on pourrait, à la rigueur, renouveler l'eau trois fois le jour (1) et un plus grand nombre de fois (2), si l'on se décidait à construire un réservoir d'attente, comme je l'ai proposé ailleurs. Elle prend naissance, ainsi que je l'ai déjà dit, au pied de la petite montagne nommée Usclade, qui n'est point cultivée dans presque toute son étendue, si on en excepte le sommet qui est complanté de châtaigniers ; son terrein est formé de plusieurs couches de minéraux qui offrent des couleurs très-variées, tantôt jaunes, bleues, rouges, grisâtres, différemment disséminées sur cette montagne. On observe à diverses époques de l'année une espèce de flux très-abondant; alors l'eau change de couleur, augmente de

---

(1) Ceci doit s'entendre seulement de l'eau en masse; car elle se renouvelle par une circulation permanente au moyen de laquelle l'eau arrivée vers la partie inférieure du bassin, déplace et fait fuir, par une ouverture pratiquée vers le haut, l'eau qui se trouve à la partie supérieure.

(2) Quatre heures suffisent pour remplir les deux bassins.

température, court ou circule avec une rapidité inconcevable, et son volume est double ou triple. Ce phénomène dure environ dix minutes (1).

Analyse par les réactifs.

1.º Eau de chaux : Une livre d'eau minérale, mêlée à autant d'eau de chaux, a fortement louchi; bientôt après, il s'est formé un dépôt floconneux, blanchâtre et comme herborisé, lequel, séparé du liquide et bien sec, a pesé 18 grains : c'était du carbonate de chaux, mêlé à un peu de carbonate de magnésie. Ce réactif annonce donc dans cette eau de l'acide carbonique et de la magnésie. 2.º La teinture de tournesol : Mêlée peu-à-peu à l'eau minérale, cette teinture a fortement rougi, ce qui y démontre encore l'existence de l'acide carbonique. 3.º Le sirop violat : Mêlé de la même manière à l'eau minérale, ce sirop a pris un vert très-intense, ce qui fait voir qu'il existe dans cette eau des carbonates alcalins avec excès de base.

---

(1) On peut l'attribuer à des syphons intérieurs, ou bien à des réservoirs particuliers, qui, venant à crever, occasionnent ces flux si abondans d'eau thermale.

4.º Le savon : A mesure qu'on a secoué le savon dans l'eau minérale, il s'est produit des grumeaux insolubles et foncés en couleur, qui garantissent l'existence de quelques sulfates terreux. 5.º L'acide oxalique : A peine a-t-on jeté dans l'eau minérale quelques atomes de cet acide, que l'eau a fortement louchi, il s'est fait un précipité d'oxalate calcaire, ce qui annonce la chaux dans cette eau. 6.º La potasse caustique : Jetée dans l'eau minérale, cette potasse a produit le dégagement d'un corps terreux, blanchâtre, nageant au milieu du liquide et se laissant dissoudre par l'acide sulfurique ; ce corps était de la magnésie. 7.º Le carbonate de potasse : Ce réactif mêlé à l'eau minérale a produit le même effet ; il y a eu de plus dégagement de gaz d'acide carbonique lors de l'addition de l'acide sulfurique, ce qui annonce que la magnésie déplacée dans ce cas était associée à de l'acide carbonique. 8.º Le nitrate de mercure : Mêlé à l'eau minérale, ce nitrate a produit aussitôt un précipité blanchâtre, surmonté d'une petite couche brune ; ce précipité a paru être du muriate de mercure, ce qui annonce l'acide muriatique dans cette eau. 9.º L'acétate de plomb : Jeté dans l'eau minérale, ce réactif a donné un précipité très-abondant,

composé de muriate et de sulfate de plomb ,
ainsi que de quelques autres sels, d'où l'on
voit que cette eau contient l'acide sulfurique
et l'acide muriatique ; le précipité annoncé
était fortement noirci , ce qui faisant soupçonner l'hydrogène sulfuré dans cette eau,
a été démontré par la couleur brune qu'a
pris dans ce même liquide une pièce d'argent. 10.º Le muriate de barite : Dès que ce
réactif a été mêlé à l'eau minérale, il a sensiblement louchi ce liquide, et y a produit un
léger précipité qui a paru être du sulfate de
barite. 11.º Le prussiate de soude : On n'a
pas tardé à apercevoir du louche dans l'eau
minérale mêlée à ce réactif; bientôt après le
liquide a pris une teinte bleue, et a donné
un précipité qui était du bleu de Prusse, ce
qui annonce le fer dans cette eau. 12.º L'al-
cool gallique: Versé peu-à-peu dans l'eau minérale, ce réactif l'a assez sensiblement noir-
cie, ce qui permet d'y admettre l'existence
du fer.

Analyse par l'évaporation.

Dix livres de la même eau minérale ont
été mises en évaporation. A peine le feu l'a-
vait-elle pénétrée, qu'il s'est dégagé quelques
vapeurs de gaz acide carbonique , ce qui a
fait troubler l'eau. Bientôt après on a remar-

qué un dépôt blanchâtre qui, séparé et bien
séché, a pesé 17 grains: c'était du carbonate
calcaire. On a continué l'ébullition de l'eau
jusqu'à siccité ; il est resté alors, adhérente au
vase, une masse grisâtre d'une saveur saline
peu sensible, pesant 69 grains. Pour connaître les substances qui composaient cette masse,
on l'a traitée successivement par l'eau, l'al-
cool et l'acide muriatique, tant à chaud qu'à
froid, et il a paru en résulter que cette masse
se composait de carbonate calcaire, de muriate de magnésie, de carbonate de soude,
d'un peu de fer, et peut-être aussi d'un peu
de sulfate de chaux, malgré que ce dernier
ne semble pas pouvoir s'y trouver, à raison
de son incompatibilité avec le carbonate de
soude.

Conclusion.

On peut conclure de l'analyse que je viens
de donner, que l'eau de la Malou est à-la-
fois acidule et saline, tenant un peu d'hydrogène sulfuré. On y trouve en effet, 1.° du gaz
hydrogène sulfuré; 2.° du gaz acide carbonique condensé; 3.° du carbonate de chaux;
4.° du carbonate de soude, avec excès de
base; 5.° du muriate de magnésie et de chaux;
6.° du fer; 7.° et peut-être du sulfate de chaux.

Je

Je ne me suis point attaché à donner les proportions de ces diverses substances, parce que je savais combien elles peuvent varier dans les diverses années. Néanmoins comme quelques personnes pourraient être bien aises de les connaître, je vais indiquer celles que M. Saintpierre y a découvertes dans son analyse de 1809.

D'après ce docteur 2,56 kilogramm. d'eau de la Malou contiennent :

	Grammes.
Acide carbonique en excès.	»
Carbonate de soude.	1,200
Muriate de soude.	0,260
Carbonate de chaux.	0,637
Carbonate de magnésie.	0,159
Sulfate de chaux.	0,159
Carbonate de fer.	0,053
Matière colorante extractive, quantité impondérable.	
	2,468

Sédiment que forment les eaux de la Malou.

Deux grammes de ce sédiment sont donc composés, à-peu-près, dans les proportions suivantes :

	Grammes.
Carbonate de chaux. . , ...	1,010
Carbonate de magnésie.	0,266
Oxide de fer.	0,266
Silice.	0,266
Perte.	0,192
	2,000

TROISIÈME PARTIE.

Des propriétés médicamenteuses des Bains de la Malou.

L'OBSERVATION et l'expérience ont prouvé que les bains de la Malou pouvaient être employés avec le plus grand succès dans les affections rhumatismales, soit aiguës, soit chroniques (1), dans les affections goutteuses non invétérées. Je prouverai, par des exemples vivans, qu'ils ne sont pas moins efficaces dans les cas d'engorgemens lymphatiques; dans les affections érysipélateuses, la gale, les dartres, la syphilis; dans les cas de menstruation difficile, de stérilité, de fleurs blanches. Je prouverai encore qu'ils ne sont pas moins avantageux dans les maladies du système nerveux, telles qu'hystéricie, mélancolie, hypocondrie, névralgie faciale, danse de St.-Guy, et généralement toutes les maladies qu'on nomme vulgairement vapeurs. Je rapporterai, en outre, plusieurs observa-

(1) *Barthez, Leroy, Farjon, Roucher,* etc.

tions des bons effets qu'ils ont produits dans
les maladies des reins et de la vessie urinaire,
telles que les colliques néphrétiques, ardeurs
d'urines, d'isurie, strangurie. *Masars de
Cazéles* a consigné dans le dictionnaire mi-
néralogique et hydrologique de la France,
deux observations de paralysies de vessie
guéries par l'injection des eaux de la Malou (1). Feu M. *Farjon,* praticien très-

---

(1) Ces deux observations que je rapporterai, sont
également consignées dans le dictionnaire des eaux
minérales, par l'auteur du règne végétal, etc. tom. 1,
p. 392. Voici ce qui précède ces deux observations.
Avant ce Médecin (*Masars de Cazéles*), on ne leur
connaissait pas cette vertu ; l'on ne les prescrivait
auparavant que sous la forme de bains dans le cas de
gale ou de dartres gagnées par communication, dans
celui de douleurs rhumatiques légères, d'engourdissement, de stupeur de membres, etc., causés par la
sécheresse du sang et des solides ; et quand on les
conseillait intérieurement quelques jours de suite,
c'était en qualité de stomachiques ; et en effet elles
raniment le ton languissant des premières voies ; elles
remédient à l'inertie des organes digestifs ; elles ré-
veillent l'appétit ; elles purgent doucement par les
selles ; elles évacuent beaucoup par les urines, et
elles excitent la diaphorèse.

Tom. 2, pag. 257. — Les bains de la Malou opèrent
de grands effets dans beaucoup de maladies chroniques.
Ils font merveille non-seulement dans les maladies

distingué de cette ville, pensait qu'elles
pouvaient être très-bonnes dans certaines
affections de poitrine, prises en boisson (dans
l'asthme, dans quelques phthisies). Mon respectable père croit également, d'après quelques observations que sa longue pratique lui
a fourni, qu'elles pourraient être utiles dans
quelques dysenteries. Le docteur *Farjon*,
que j'ai déjà cité, les a vantées dans le cas
d'hémorroïdes.

Une circonstance frappante qu'il ne faut
point perdre de vue, et qui mérite d'être
notée, c'est que les bains de la Malou ont
la propriété en général de faire beaucoup
de bien, sans faire encourir le moindre

---

qui sont occasionées par le vice de la transpiration,
mais encore dans beaucoup d'autres , tant internes
qu'externes, dans lesquelles il s'agit de donner de la
souplesse aux solides, de changer la nature ou la
consistance des fluides , et de rétablir entre eux une
certaine harmonie, d'où dépend le libre exercice de
toutes nos fonctions.

Ils conviennent donc dans les rhumathismes particuliers et universels ; dans les sciatiques , les contrac-
tions des membres , etc.; dans les affections hystériques, mélancoliques et hypocondriaques, les coliques
intestinales , néphrétiques , la suppression des règles ;
dans la gale, les dartres, les engelures, les vieux
ulcères, etc. , etc.

danger aux personnes qui en font usage ; enfin l'observation et l'expérience ont prouvé que nulle maladie n'a été exaspérée par leur emploi. On ne pourrait peut-être pas en dire autant, et avec la même vérité, d'aucune source d'eau minérale connue.

Je n'entrerai pas dans de longs détails pour donner l'explication de leur manière d'agir ; il me suffira de présenter une série de bonnes observations qui prouveront mieux que tous les raisonnemens, leurs vertus presque spécifiques dans les maladies que j'ai indiquées.

Des saisons les plus propres à l'usage des bains de la Malou.

C'est dans la belle saison, et par un temps chaud, qu'il convient de se rendre aux bains de la Malou, lorsque leur usage a été une fois déterminé. Les mois de juin, juillet, août et septembre, sont les mois de l'année les plus propres à leur usage. On est sûr d'y trouver à ces époques, des logemens commodes, des soins assidus, une société agréable, et une table qui est toujours bien servie.

Des préparations aux bains de la Malou.

Ces préparations consistent le plus ordi-

D

nairement à purger les personnes qui veulent
faire usage des bains, et chez lesquelles les
premières voies se trouvent embarrassées ; car
on ne doit point ignorer qu'ils sont contr'indiqués dans cette circonstance, et qu'on se
verrait forcé d'en discontinuer l'usage, si on
n'avait pris cette louable précaution. Les
individus qui auront quelque tendance à la
polyémie conjestive (1), feront fort bien de
se faire saigner, afin d'éviter les conjestions
sanguines qui pourraient se faire. Là, se
bornent toutes les préparations les plus indispensables pour l'usage de ces bains ; mais on
fera toujours fort bien de consulter auparavant un Médecin prudent et éclairé, qui joigne
à la somme de ses connaissances médicales,
celles du physique et du moral des malades.

*De l'heure du jour la plus propre pour
l'usage des bains de la Malou, des
précautions qu'il faut prendre avant d'y
entrer, lorsqu'on y est ou lorsqu'on en
sort, et du régime qu'on doit suivre
pendant leur cours.*

C'est le matin, et après un sommeil tranquille, exempt de tout rêve désagréable,

---

(1) Pléthore vraie.

pénible ou fâcheux, qui laisse les fonctions et les humeurs dans leur plus parfaite intégrité, qu'il convient de se mettre dans le bain (1). Il est assez ordinaire que les personnes qui vont aux eaux thermales prennent deux bains par jour, du moins lorsqu'il n'y a. pas de contr'indication; ainsi les mêmes précautions seront prises pour le bain du soir que pour celui du matin; on observera que la digestion du dîner ait été bien faite; on écartera avec le plus grand soin tout ce qui serait dans le cas de produire quelque affection d'ame vive, et d'agiter le sang et les humeurs.

Au reste, pour les personnes qui se proposent de faire quelque séjour aux bains (2), elle préféreront celui du matin à celui du soir. Lorsqu'on y entre pour la première fois, il est prudent et même avantageux

---

(1) Je suppose les malades rendus à la Malou, et suffisamment délassés des fatigues du voyage.

(2) Je dois observer à cet égard que les malades ne séjournent point assez aux eaux; la plupart d'entre eux partent au bout de huit jours, aussi sont-ils obligés de revenir, lorsqu'ils sont attaqués de maladies chroniques invétérées.

de ne pas y rester trop de temps, demi-
heure , trois-quarts-d'heure suffisent dans
le principe; il vaut mieux prolonger la
durée des derniers qu'on doit prendre. Les
personnes qui ne peuvent pas supporter
le bain entier, celles, dis-je, qui éprouvent
une gêne dans la respiration, et qui sont me-
nacées de suffocation, feront fort bien
de ne prendre qu'un demi-bain, ou mieux
encore se contenteront de la grande ou de la
petite douche. Les individus qui ressentent
du froid, lorsqu'ils sont plongés dans le bain,
doivent s'empresser d'en sortir, parce qu'ils
n'en retireraient aucun bien, et qu'il pourrait en résulter une foule d'inconvéniens.

Il serait imprudent de s'exposer au sortir
du bain à l'air libre; il en résulterait très-
probablement des accidens fâcheux, tels
que la suppression de la transpiration et
autres qui en dérivent; on fera donc fort
bien de se jeter sur un lit, et de se cou-
vrir modérément afin que la transpiration
cutanée aériforme puisse se continuer d'une
manière douce, aisée et facile.

On aura également la précaution, si la
sueur a été jugée nécessaire, de la favoriser par le moyen d'une tasse d'infusion,
de melisse ou de thé; si au contraire les

bouillons frais, ou les crêmes de ris, d'orge, d'avenat, ou le petit-lait ont été conseillés, on profitera de la sortie du bain du matin pour les prendre.

Je pense qu'il est inutile que je m'étende ici sur la nécessité d'un régime. Tout le monde sait la part qu'il a à la guérison des maladies; ainsi celui que doivent suivre les personnes qui prennent les bains de la Malou, doit être frugal. Les malades doivent user de la plus grande sobriété, et se fixer sur certains mets, sans gorger leur estomac de toutes sortes d'alimens. Parmi ceux qu'ils pourront choisir sur une table qui est toujours servie avec profusion, ils préféreront ceux qui sont de bon suc, d'une digestion aisée et facile, et dont leur estomac s'accommode le mieux ; on s'abstiendra de tous ceux qui sont trop salés ou trop épicés, et on rejettera toutes les viandes grossières, pesantes, de difficile digestion, surtout la viande de cochon. La pâtisserie est en général contr'indiquée, ainsi que toute espèce de crudité; on trempera bien son vin, et dans la journée l'exercice sera modéré.

On évitera avec le plus grand soin le serein, le froid et l'humidité, l'impression

trop forte des rayons solaires, en un mot
on ne donnera pas trop de tension à son
esprit; on s'amusera de tout ce qui peut
être agréable, et on écartera avec soin tout ce
qui ne flatterait pas agréablement l'esprit
ou l'imagination.

*Des douches et des cas particuliers où
celle de la Malou peut être employée
avec fruit.*

On entend par douche une espèce de
bain local, fait avec de l'eau, qui est versée
ou dirigée sur une partie quelconque du
corps, d'un endroit plus ou moins éloigné.

Je la diviserai en deux espèces; la première que j'appellerai descendante, sera celle
où on laissera couler de haut en bas, par
une fontaine naturelle ou artificielle, un
certain volume d'eau, soit froide, soit thermale, avec une force déterminée, sur une
partie quelconque. La seconde, que j'appellerai ascendante, sera celle où le liquide
aqueux sera dirigé de bas en haut sur une
partie du corps humain, qu'on aura dessein
de doucher de cette manière.

Maintenant que je viens d'établir et de
faire connaître ce qu'on devait entendre
par douche, je vais indiquer les cas où

celle de la Malou peut être mise en usage
avec succès , et faire connaître comment
l'on doit procéder à cette opération.

C'est principalement dans le cas de quelques affections locales, telles que douleurs
fixes articulaires, avec ou sans engorgement,
dans le cas d'affection rhumatique, fixée
sur quelque point déterminé du corps, sur
l'une ou l'autre extrémité, telles que sciatique, lombagie, carpologie, etc. roideur du
système articulaire, engorgemens lymphatiques, tels que nodus, ganglions, tumeurs
blanches des articles, fausses ankiloses, pé-
riostoses, exostoses ; dans le cas de plaie
d'arme à feu, et lorsqu'il est resté quelque
corps.étranger, tels qu'esquilles, ou autres, etc.
dans toutes ces circonstances la douche de
la Malou produit les plus heureux effets,
ainsi qu'on pourra s'en convaincre par les
observations qui suivront de près ce qui
me reste à dire à ce sujet.

Comme il convient de diriger directement
l'eau sur la partie affectée, il faut auparavant avoir la précaution de frictionner
sa surface avec la paume de la main, ou
mieux encore avec la brosse anglaise, afin
d'ouvrir les pores de la peau, et faire pé-
nétrer davantage le liquide aqueux. On

fera tomber l'eau d'une distance plus ou moins éloignée, suivant l'impression que le malade y éprouvera; une fois qu'il sera accoutumé à l'action de ce stimulus, on éloignera davantage les parties soumises à cette opération, qui ne doit durer qu'environ un quart-d'heure.

QUATRIÈME PARTIE.

PREMIÈRE OBSERVATION.

Sciatique et lombagie.

A. V.... d'Agde, capitaine de vaisseau, âgé de soixante-deux ans, d'un tempérament bilioso-sanguin, était atteint, en juin mil huit cent deux, d'une affection rhumatismale aiguë, qui avait porté principalement ses impressions sur la région lombaire, et qui se propageait dans l'intérieur de la cuisse gauche, le long du grand nerf sciatique. Cette maladie fut portée dans le principe à un si haut degré d'intensité, que le S. V.... fut obligé de garder le lit pendant l'espace de deux mois.

Dès le commencement de son mal, il se confia à un Médecin et à un Chirurgien très-expérimentés, qui ne négligèrent rien pour tâcher de porter quelque soulagement à ses maux; mais ce fut toujours en vain, malgré la diversité des remèdes et les variations du traitement. Le premier août de la même année, il se fit transporter à la Malou, dans l'état le plus souffrant; il était atteint à cette époque d'un *lumbago*, qui avait déterminé une courbature, et d'une sciatique fixée profondément dans l'intérieur de la cuisse du côté gauche.

Avant de rapporter les effets que produisirent les bains sur ce malade, il est à propos de faire connaître les causes de sa maladie.

Les causes éloignées de cette affection, devaient être recherchées dans la manière de vivre, et dans l'état propre à la personne qui fait le sujet de cette observation. Il est naturel d'induire de la profession qu'exerce M. *V*.... qu'étant obligé de vivre tantôt sur l'eau, tantôt sur terre, il a nécessairement dû être exposé aux humidités, aux intempéries des saisons, et à un régime différent de celui qu'il avait coutume de suivre : c'est ce qui m'a été confirmé par le rapport que m'a fait M. *V*....

Toutes ces causes réunies, et un grand nombre d'autres que je pourrais noter, telles qu'excès dans tous les genres, auxquels les gens de mer se livrent sans réserve, dès qu'ils sont sur terre (et dont le sieur *V*.... n'avait pu se défendre), étaient bien suffisantes pour occasioner une maladie grave, qui ne demandait, pour se développer, que le secours d'une cause déterminante : c'est ce qui arriva le 1.er juin 1802 , jour où s'étant livré à un travail forcé, exposé à la chaleur du temps , il fut atteint d'une sueur considérable qui, ayant été supprimée ou arrêtée par un courant d'air, fut la cause déterminante de la maladie dont je viens de donner l'histoire.

Il se rendit donc à la Malou dans le mois d'août. Le lendemain de son arrivée, il prit deux bains, et continua de même pendant huit jours consécutifs; il prit environ six douches sur les endroits les plus douloureux; il ne tarda pas à éprouver un soulagement marqué, puisque huit jours de résidence à la Malou, durant lesquels il prit seize bains et six douches, suffirent pour le rendre à son premier état. Il revint chez lui parfaitement guéri; mais quelques jours après il fut exposé à l'action d'une peine sensible, qui l'affecta si profondément qu'elle suffit pour renouveler ses douleurs. Il ne perdit point courage; il se rendit le mois suivant aux eaux thermales; il y prit le même nombre de douches et de bains que la précédente fois : à la vérité ces derniers ne produisirent pas un effet aussi prompt que les premiers ; mais ils suffirent pour le délivrer de toutes sortes de maux huit jours après qu'il fut rendu au sein de sa famille.

Il est à observer qu'il n'a éprouvé depuis aucun symptôme de son mal, et qu'il est venu à la Malou cette année (1805) par précaution et par reconnaissance.

DEUXIÉME OBSERVATION.

Irrégularité dans le flux menstruel, fleurs blanches, chlorose, etc.

M.lle S.... âgée de seize ans, d'un tempérament pituiteux, sujette, depuis deux ans, à l'écoulement périodique, éprouvait depuis quelque temps une grande irrégularité dans ce flux, quant aux époques, à la quantité et à la couleur. Son teint était basané, chlorotique ; elle éprouvait des lassitudes dans tout le corps ; l'estomac faisait mal ses fonctions ; la peau était recouverte d'une éruption qui occasionait de la démangeaison ; sa santé enfin était très-chancelante.

Ce fut dans cet état qu'elle me consulta. Je lui conseillai l'usage d'une tisane dépurative et les bains de jambe matin et soir, avec l'eau, le sel et le vinaigre. Je la mis

ensuite à l'usage des bouillons frais et apéri-
tifs, et du petit-lait calibé ; après quoi je
l'envoyai à la Malou : quinze bains suffirent
pour faire cesser tous les accidens, et rétablir
l'ordre dans toutes les fonctions.

Elle est dans ce moment-ci à la 22.ᵐᵉ année de sa vie, et jouit de la meilleure santé
possible.

TROISIÈME OBSERVATION.

Rhumatisme aigu, universel.

M.ᵐᵉ *L. N.* . . . fut atteinte en l'an 7 d'un
rhumatisme aigu, universel ; elle se rendit à
la Malou, dans le courant de la même année, espérant de trouver, dans les effets des
bains, un soulagement à ses maux : elle ne
fut point trompée dans son attente. Vingt-
quatre bains et quelques douches au filet
opérèrent sa guérison radicale. Il est à observer que cette femme, âgée de 40 ans, ne
pouvait marcher qu'à l'aide de deux be-
quilles qu'elle quitta avant son départ des
bains.

Elle souffrait des douleurs si vives et si
aiguës, que son sommeil en était très-sou-
vent troublé : on était même obligé de la
porter dans le bassin. Elle est revenue à la
Malou l'année d'après, mais par un motif
de pure reconnaissance.

QUATRIÈME OBSERVATION.

Suppression des règles, fleurs blanches, attaques d'hystérie.

Mlle *L....* âgée de 19 ans, d'une complexion délicate, avait vu paraître ses règles à l'âge de 14 ans, et avait été sujette à cet écoulement périodique pendant l'espace de 3 ans, sans qu'elle eût souffert le moindre retard, ni la moindre interruption dans ce flux. Il se supprima enfin à la suite de quelques imprudences qu'elle commit. A l'époque où ces mois devaient paraître, elle éprouvait des pesanteurs de tête et d'estomac, des maux de reins, des lassitudes dans les jambes; elle avait parfois des hémorragies nasales, et était d'ailleurs affligée, depuis la cessation de ses menstrues, d'une perte blanche presque continuelle; elle éprouvait de temps à autre des attaques d'hystérie, qui s'annonçaient chez cette demoiselle par des crispations nerveuses, des gonflemens d'estomac, des bâillemens, des pandiculations, etc. On avait tenté la plupart des moyens que l'art a à sa disposition, pour la délivrer de cette accablante série de maux; et elle ne dut son salut et sa guérison qu'à l'usage alternatif, et quelquefois simul-

tané , des bains de la Malou et de l'eau martiale de Capus qu'elle prit pendant deux années consécutives.

CINQUIÈME OBSERVATION.

Ankilose de l'articulation du bras avec
l'épaule droite.

M. *Rossel* de Cessenou, mon parent et
mon ami, était atteint, en l'an 8, d'une
ankilose imparfaite encore dans l'articulation du bras avec l'épaule droite, qui ne lui
permettait que des mouvemens très-bornés;
la synovie s'était si fort accumulée et épaissie
dans cette cavité glénoïdale, qu'elle avait
donné lieu à la luxation du bras en en bas.
Son Chirurgien ordinaire, qui ne méconnut
pas la maladie, employa divers moyens, tels
que frictions, fumigations, linimens, em-
brocations, etc. avec des médicamens ap-
propriés, mais toujours infructueusement;
ce qui engagea M. *Rossel* à aller consulter
mon père. J'étais à cette époque dans la
maison paternelle; je fus également consulté:
il fut délibéré que notre parent, par première
intention, irait prendre les bains de la Malou,
qu'il s'y ferait doucher, et que nous jugerions
ensuite ce qu'il conviendrait de faire, si ces
moyens devenaient inutiles. Dix-huit bains

et autant de douches qu'il prit à la Malou,
pendant quinze jours qu'il y resta, eurent
l'effet de rendre le bras malade aussi libre
dans tous ses mouvemens, que. si aucun
accident n'en eût jamais gêné les fonctions.

SIXIÉME OBSERVATION.

Écoulement chronique du canal de l'urèthre.

M. *B. C.* .... résidant à Montpellier, âgé
de 24 ans, n'ayant jamais éprouvé de maladie grave, vint me consulter le 17 janvier 1803, à cause d'un écoulement gonor-
rhoïque, dont il était atteint depuis quatre
jours, et qui lui était survenu à la suite d'un
commerce impur.

Il ne me fut pas difficile de reconnaître,
d'après les aveux que me fit le consultant,
et d'après la nature de l'écoulement que
j'avais à traiter chez ce sujet, une blennor-
rhagie syphilitique. Il s'était déjà manifesté
des envies fréquentes d'uriner, et des douleurs assez vives à la fossette naviculaire,
accompagnées parfois d'une légère érection.
En conséquence, je le mis au régime auquel
je soumets, en pareil cas, tous ceux que je
traite, et lui prescrivis pour boisson ordinaire la tisane émulsionnée. Les bains tièdes,
locaux et généraux ne furent point oubliés.

Quelques

Quelques jours se passèrent, sans que les symptômes précités augmentassent sensiblement; ce ne fut que le 25, dans la nuit, que se déclarèrent des douleurs très-intenses tout le long* du canal de l'urèthre, accompagnées d'érections involontaires qui faisaient pousser les hauts cris au malade, et le privaient totalement de son sommeil. Il me fit appeler de très-grand matin, et me pria de lui donner quelque chose pour le soulager. Je lui fis faire une injection dans le canal avec l'huile d'amandes douces, la teinture d'opium, et le muriate de mercure; ce qui le soulagea beaucoup, et m'engagea à la répéter le lendemain. Je lui prescrivis également pendant plusieurs jours, et pour la même fin, un bol fait avec un grain de camphre, deux grains de nitre et demi-grain d'opium; ce qui me réussit à merveille. A dater de ce jour, je le mis à l'usage de la tisane de douce amère, et de salsepareille avec la gomme arabique, et lui fis prendre à jours alternatifs, un verre de tisane de feltz, en lui faisant avaler auparavant deux ou trois pilules faites avec l'extrait de douce amère, et de fumeterre, et le mercure doux; ce qui constitua, à quelques frictions près, tout le traitement. Après quel-

E

ques jours de leur administration, (des remèdes prescrits plus haut) je ne tardai pas
à apercevoir de l'amendement dans tous les
symptômes ; l'écoulement changea de nature, devint moins abondant : enfin le malade fut beaucoup mieux. Je lui fis continuer les mêmes moyens pendant environ un
mois, après quoi, pour terminer la cure, je
lui fis faire quelques frictions à la partie interne des cuisses, avec l'onguent napolitain.
Tous les accidens cessèrent après l'usage de
ces moyens, si l'on en excepte un écoulement blanc, séreux, et presque transparent,
qui ne tachait point le linge, et que j'attri-
buai à la faiblesse ou atonie du canal, de
manière que le malade ne voulut y rien faire
du tout, et me remercia des soins que je lui
avais donnés.

Six mois après, ou environ, il vint me
consulter de nouveau, et me rapporta que
son écoulement persistait encore, quoiqu'il
fût de la même nature ; mais comme il était
sur le point de se marier, il était bien aise de
le faire cesser, supposé qu'il ne dût en résulter aucun inconvénient. Je lui conseillai
plusieurs remèdes qui ne réussirent point :
ce qui m'engagea, vu qu'il était atteint d'une
sorte d'exanthême, qui lui occasionait de la

démangeaison, à lui conseiller les bains de la Malou. Il s'y rendit, suivant mon avis, dans le courant du mois de juillet 1803, et je prie ici ceux qui me feront l'honneur de me lire, d'observer qu'une décade de séjour aux eaux thermales, pendant laquelle il prit huit bains, et trois ou quatre injections dans le canal, avec la même eau minérale pendant qu'il était dans le bain, le délivrèrent non-seulement de l'éruption pédiculaire, mais encore de l'écoulement chronique dont il était affecté.

SEPTIÈME OBSERVATION.

Maladie de vessie.

Je fus appelé, dit M. *Masars de Cazéles*, à St.-Gervais, pour le sieur *G....* âgé de 67 ans, d'une constitution forte et pléthorique; il était attaqué, depuis trois jours, d'une rétention d'urine, à la suite d'un souper où il avait bu des vins fumeux et des liqueurs spiritueüses. On l'avait déjà saigné deux fois au bras, et on lui avait fait prendre plusieurs bains domestiques; son pouls était dur, plein et fréquent; le bas-ventre douloureux et tendu, et la respiration gênée, laborieuse; ce qui m'engagea, continue ce Médecin, à le faire saigner de nouveau. Une heure après, je lui

fis donner un lavement émollient. Dès qu'il
l'eût rendu, je le fis entrer dans le bain do-
mestique; à peine en fût-il sorti, que je lui
fis faire des fomentations émollientes sur
l'hypogastre, et vers les dix heures du soir,
je lui fis prendre une émulsion froide avec
les semences froides majeures, la graine de
lin, celle de pavot blanc, l'infusion des fleurs
de mauve et de violette, l'huile d'amandes
douces, et le syrop d'althæa de *Fernel*.

La nuit fut assez calme, et le malade
rendit à plusieurs reprises quelques gouttes
d'urine; mais en observant la chose de près,
je m'aperçus que ce n'était que par regor-
gement: ce qui me fit appréhender que
tous les remèdes pourraient devenir inutiles
sans le secours de la sonde. Je proposai
cet expédient au malade; ne pouvant s'y
résoudre, il fit appeler un autre Médecin
en consultation; sa respiration était pour
lors libre, son pouls presque naturel, mais
un peu plein, et le bas-ventre, sans être
douloureux, était tendu. Il fut délibéré qu'on
tenterait la saignée du pied, et qu'on ferait
usage des mêmes remèdes qu'on avait employés le jour précédent, avec cette diffé-
rence seulement qu'au bain d'eau on subs-
tituerait celui d'huile; mais le peu de suc-

cès de cés remèdes détermina enfin le malade à se laisser sonder. Le Chirurgien, après
avoir lutté long-temps contre le sphincter
de la vessie, qui était dans un état de spasme
et de phlogose, tira, ce jour-là même sur
le minuit, à la faveur de l'algalie, environ
une pinte et demie d'urine trouble et bour-
beuse, et qui exhalait une odeur des plus
fortes; vers les six heures du matin, il en
tira encore avec la même peine environ
deux livres; celle-ci était moins épaisse et
d'une odeur moins pénétrante. Une heure
après il fut purgé avec la casse, le sel de
glauber, la manne, le syrop de fleurs de
pêcher, et l'huile d'amandes douces, dans
deux verres de petit-lait. Sa boisson ordinaire était une tisane faite avec la racine
de chiendent et les feuilles de pariétaire;
la médecine fit assez bien : le malade la
rendit sans fatigue et sans inquiétude; mais
il n'en fut pas mieux. Sur les cinq heures
du soir, le bas-ventre qui avait été toute
la journée souple et indolent, devint un peu
sensible et tendu à la région hypogastrique;
ces accidens cédèrent bientôt après qu'on
eut tiré, à la faveur de la sonde, qui pé-
nétra pour la première fois avec aisance,
deux grands verres d'urine claire et sans

mauvaise odeur, qui furent suivis d'une matière épaisse et blanchâtre, qui eût bien de la peine à passer par la sonde, et dont on trouva ensuite la cavité de l'algalie totalement remplie. A l'heure du sommeil, on donna au malade l'émulsion ci-dessus prescrite : on y ajouta quelques gouttes de laudanum liquide ; ce qui calma beaucoup le malade.

, Mais malgré tous ces remèdes, la maladie ne cessa pas, l'ischurie resta toujours la même, quoique la sonde entrât avec facilité ; on n'en pouvait prévenir les suites funestes qu'en employant l'algalie plusieurs fois le jour ; on laissait ensuite, dès qu'elle était introduite, la liberté de prendre la posture qu'il s'imaginait lui être la plus favorable ; il se tenait ensuite debout, tantôt couché sur le dos, et tantôt sur le côté ; mais dans quelque attitude que le malade se trouvât, il était obligé de faire de fortes inspirations, et d'aider, en comprimant lui-même le bas-ventre, à la sortie des urines.

On resta quelques jours sans faire d'autres remèdes, jusqu'à ce qu'enfin, voyant que le malade souffrait beaucoup, on se détermina à lui conseiller des douches sur l'hypogastre, et des injections dans la vessie

avec les eaux de Balaruc, mises au point
de chaleur convenable; on se hâta donc
d'envoyer chercher ces eaux à la source,
et en attendant qu'on pourrait se les procurer, M. *Masars de Cazéles* s'imagina que
les eaux pures de la Malou, qui étaient à
la portée, pourraient remplir toutes les indications que ce Médecin se proposait, et
en effet cette tentative, qui fut exécutée
dès le lendemain, eut un succès si prompt
et si heureux, qu'à la première injection,
qui fut faite à six heures du matin, l'eau
de la Malou, mêlée avec l'urine, sortit
avec facilité, et sans que le malade fût obligé
d'y contribuer par aucune manœuvre; à
la seconde, qui fut faite à midi, elle char-
ria et fit passer par la sonde une grande
quantité de matière glaireuse, délayée; et à
la troisième, qui fut faite vers les six heures
du soir du même jour, elle ne fut pas
plutôt parvenue dans la vessie, que le
Chirurgien sentit par des efforts réitérés,
l'algalie plusieurs fois repoussée dans la
main; ce qui ayant déterminé le Médecin
à la faire retirer promptement sans la dé-
boucher, il eut bientôt après la satisfaction
de voir sortir naturellement les urines con-
fondues avec l'injection, et mêlées à plu-

sieurs portions de la matière blanche épaisse.

Dans la nuit, le malade urina plusieurs fois sans artifice ; les injections furent cependant encore continuées, mais seulement une fois par jour, et jusqu'à ce qu'il n'y eut plus de matière étrangère mêlée avec les urines ; ce qui fut l'ouvrage de quatre jours : en sorte qu'on n'eut pas besoin de faire usage des eaux de Balaruc. Lorsqu'on les apporta, le malade urinait avec autant d'aisance qu'il le faisait avant sa maladie.

HUITIÈME OBSERVATION.

Sur le même sujet que la précédente.

Le vingt-sept septembre mil sept cent soixante-trois, M. *Pastourel*, habitant du Pont-Sec, à une heure de chemin de Bédarieux, après un déjeûner médiocre, et après avoir fait une demi-lieue de chemin à pied, s'endormit sur son cheval, d'où il se laissa tomber. Cet homme était âgé de soixante-cinq ans, d'ailleurs bien constitué, et plein encore de force et de vigueur, malgré les fatigues du corps et de l'esprit, et les excès bachiques auxquels il lui était assez familier de se livrer : à peine fut-il à terre, qu'il ne put se servir ni de ses bras, ni de ses jambes pour se relever ; on le transporta chez lui, et le Chirurgien qu'on envoya chercher pour le visiter, n'ayant trouvé ni plaie, ni contusion, ni dislocation, se contenta de le saigner deux fois au bras, et de lui faire le jour suivant une troisième saignée. Dès cet instant , le malade exécuta quelques mouvemens de ses jambes, et parvint le jour suivant à les étendre faiblement, et à les plier un peu ; mais les douleurs vives qu'il avait ressenties à l'instant de la chute, aux articulations des bras, des cuisses ou des jambes, à l'épine, aux épaules, devenant tous les jours plus insuportables, et les bras n'ayant aucune apparence de recouvrer le mouvement, quoique les doigts n'en fussent pas entièrement privés, on appela l'observateur ; celui-ci, après s'être fait rendre un compte exact de l'état du malade, estima qu'il était affecté d'une paralysie presque parfaite au bras, et imparfaite aux extrémités inférieures, et que cette paralysie se trouvait compliquée de douleurs rhumatismales goutteuses ; il conseilla à l'instant une saignée du pied, et fit prendre au malade beaucoup d'eau de poulet ; il ne lui permit du bouillon que de loin en loin, recommandant même qu'il ne fût pas trop fort, et il ordonna toutes les vingt-quatre heures deux lavemens rafraîchissans.

Ce traitement, continué pendant plusieurs jours, fut cependant inutile ; on fut obligé de recourir aux narcotiques, et le Médecin parvint par ce moyen à mitiger la force des douleurs, et à procurer au malade des nuits moins agitées.

Pendant ce temps, et malgré les relâches momentanés de la douleur, il survint une fièvre putride ; le Médecin l'attaqua par des purgatifs, qu'il ne pouvait qu'avec peine assortir aux différentes circonstances de la maladie, principalement à la dysenterie qui devenait de plus en plus plus violente et plus fréquente.

Les minoratifs, qui furent employés au commencement, n'opéraient qu'avec une lenteur extrême, et ne produisaient presque aucune évacuation ; ce qui obligea le Médecin de se servir de cathartiques plus actifs, et de tempérer cependant les impressions de feu qu'ils laissaient, par le moyen des tisanes émulsionnées, et l'eau de poulet. L'inefficacité des purgatifs doux, quoique prescrits à dose forte, de même que celle des lavemens laxatifs, des suppositoires et autres stimulans, ne laissaient aucun doute de l'insensibilité du conduit intestinal atta-

qué de quelque commencement de paralysie ; le Médecin appréhenda aussi qu'il
n'en fût de même des autres viscères du
bas-ventre ; il conseilla en conséquence au
malade de faire usage, au lieu de vin et
d'autre tonique, des bouillons de poulet, de
petit-lait, de lait d'ânesse, mêlés à quelques
stomachiques et à quelques céphaliques, et
de continuer les narcotiques, jusqu'à ce que
les nuits fussent plus tranquilles.

Cependant ces remèdes, exécutés avec
scrupule, ne produisirent presque point
d'amendement, ni du côté de l'insomnie,
ni du côté des douleurs ; pendant même
qu'on y insistait le plus, la paralysie des
extrémités inférieures parut se dissiper un
peu, mais le retour de la dysurie n'en fut
ni moins vif, ni moins fréquent, jusqu'à ce
qu'à la suite d'une de ces violentes attaques,
il survint tout à coup une rétention d'urine
complète.

On eut beau tenter, pour la dissiper,
les remèdes les plus convenables, cet accident faisait de plus en plus des progrès ; le
bas-ventre, qui avait toujours été météo-
risé, sans cependant être douloureux, ac-
querrait un volume plus considérable, et
surtout dans l'hypogastre ; les tégumens de

l'abdomen infiltrés de sérosités , étaient déjà œdémateux ; la respiration devenait difficile ; le sommeil, si long-temps désiré, parut revenir ; mais ce sommeil était un assoupissement troublé de songes les plus affreux, mille fois plus pénibles que la veille ; le pouls était lent et intermittent : en un mot, dans l'espace de trois ou quatre jours que cet état dura , les choses étaient parvenues à un tel point, que le malade en serait mort, s'il avait refusé plus long-temps à se laisser sonder. L'algalie entra avec facilité dans la vessie ; mais après l'avoir débouché, il n'en sortit pas pour cela une goutte d'eau ; on ne put même parvenir à vider la vessie, qu'à force de compressions réitérées sur, l'hypogastre et sur les flancs. Une pareille manœuvre à laquelle on se trouvait obligé de recourir, ne permettait pas de douter de la paralysie de la vessie. Ce Médecin crut pour lors qu'on ne pouvait employer un meilleur moyen pour attaquer la maladie , qu'en faisant injecter dans la vessie les eaux tièdes des bains de la Malou ; mais, soit qu'on se méfiât de ce remède, soit qu'il parût trop doux dans un état de relâchement aussi décidé , ou qu'on crût que les eaux de Balaruc pourraient être salutaires dans ce cas , on les proposa : le succès n'en fut rien moins que salutaire. Le malade ne pouvait garder ces eaux, et demandait avec instance qu'on les lui tirât ; il en éprouvait encore des impressions très-vives de chaleur et de cuisson dans tout le conduit de l'urèthre, et plus particulièrement au gland. Ce concours d'accidens fut d'abord pris pour un heureux retour du mouvement musculaire et de la sensibilité de la vessie ; mais l'accroissement de l'irritation de l'urèthre rendant de jour en jour l'introduction de la sonde moins aisée, et celle-ci ne pouvant se faire à la fin qu'avec beaucoup de peine et effusion de sang, et sans qu'il en résultât le plus léger présage de la sortie des urines, on prit le parti, au bout de huit jours, d'y substituer des injections faites avec la décoction d'orge et de pariétaire ; et lorsqu'on eut donné, par ce moyen et par celui des bains de lait, qu'on faisait prendre au gland, quelque calme aux voies urinaires, on injecta, à l'alternative, la décoction ci-dessus, et l'eau pure de Balaruc, ou coupée avec la décoction. Ce second essai n'a pas eu un sort plus heureux que le premier. Le Médecin étant consulté de nouveau, insista encore plus fortement sur l'injection

des eaux de là Malou : elle fut pratiquée
avec tant d'avantage , que le malade la
garda le premier jour avec soulagement ,
tout le temps qu'on voulut. Le lendemain
il se sentit assez de force pour la faire sortir
à travers la sonde avec les urines ; ce qu'il
n'exécuta cependant qu'en partie et à petits
jets , mais sans qu'on lui aidât par aucune
manœuvre. Le troisième jour , il put la rendre, quoique toujours à travers la sonde ,
à fil non interrompu. Le quatrième jour, il
la rendit avec plus de facilité encore ; et la
nuit du quatrième au cinquième jour, quelque
temps après qu'on lui eut retiré la. sonde ,
il commença d'uriner naturellement; il y
revint plusieurs fois avant le jour ; et,
depuis ce temps , il ne fut plus question
d'aucune espèce d'artifice pour le faire uriner.
On observa seulement dans la suite , qu'il
urinait plus souvent que de coutume , et
quelquefois involontairement. Quelque temps
avant de mourir , il sentait presque continuellement le besoin d'uriner; et avec cela,
il avait comme une espèce d'incontinence
d'urine : assemblage de phénomènes contra-
dictoires , dont les premiers confirment
l'effet tonique des eaux de la Malou; tandis
qu'on ne pourrait attribuer les derniers

qu'à la disposition générale de la machine, à l'attrait et au relâchement dans lesquels le sphincter de la vessie avait été entraîné.

NEUVIÈME OBSERVATION.

Erysipèle à la cuisse.

Il y a environ trois ans que M. *J. S.* me consulta à cause d'un érysipèle dont il était atteint depuis plusieurs mois, et qui avait fixé son siége sur la cuisse gauche. Je lui conseillai l'usage des bains de la Malou. Le succès fut si complet, que dix bains procurèrent une guérison radicale. J'observerai cependant que je le préparai à ces bains par l'usage d'une tisane dépuratoire, blanchie avec le lait, et par quelques bouillons rafraîchissans.

DIXIÈME OBSERVATION.

Rhumatisme aigu, universel.

M. *Méjan*, professeur de clinique externe à l'école de médecine de Montpellier, fut atteint, il y a environ 28 ans, d'un rhumatisme aigu, universel, à la suite duquel il se trouva perclus de tous ses membres, et plus particulièrement des extrémités inférieures; cette maladie avait été occasionée par la répercussion de la transpiration, et se maria

avec une fièvre gastrique bilieuse, qui céda
aux remèdes employés en pareil cas. Dans
cet état, il se fit transporter aux bains de la
Malou; il en obtint les effets les plus salutaires. Après s'être reposé un jour, il en commença l'usage; au second bain, il ressentit un
amendement sensible, puisque le trouble
qui existait dans toutes les fonctions, et principalement dans les digestions et le sommeil,
cessa peu à peu, de sorte que ses facultés
reprirent par degrés leur état naturel.

Au cinquième bain les douleurs dispa-
rurent; le système articulaire recouvra ses
fonctions, de telle manière que le malade
put monter à cheval le sixième jour de
son arrivée aux bains. Ce premier succès
l'engagea à en continuer l'usage pendant
quinze jours. Au bout de ce temps, cet esti-
mable professeur parut parfaitement rétabli.
Mais le retour des attaques du rhumatisme
le détermina à aller chercher à la Malou
un nouveau soulagement. Il ne fut point
trompé dans ses espérances; il a cessé d'y
aller depuis environ huit ans, et n'a éprouvé
depuis aucun symptôme de son mal.

ONZIÈME

ONZIÈME OBSERVATION

Constatant les heureux effets des bains de la Malou, dans le cas de colique néphrétique.

Je consultai, à la Malou, il y a deux ans, une dame de la Salvetat, qui s'était rendue à ces bains à cause d'une colique néphrétique, dont elle était affectée depuis plusieurs années, et qui lui causait les douleurs les plus vives. Les trois premiers bains l'éprouvèrent si fort, qu'elle crut qu'ils lui seraient contraires. Elle voulait en discontinuer l'usage ; mais je la rassurai, en la prévenant qu'elle rendrait sous peu du gravier. Elle goûta mes représentations ; mon pronostic se vérifia, puisque au sixième bain elle rendit par les urines quantité de petites pierres rouges, qui lui procurèrent un grand soulagement.

Elle repartit très-satisfaite du succès de son voyage.

DOUZIÈME OBSERVATION.

Rétraction du cou sur l'épaule.

Mlle *V*. . . . se rendit à la Malou, par le conseil de M. *Méjan*, à l'effet d'y prendre les bains et les douches, à cause d'une rétraction des muscles du cou, qui avait fait tourner la tête sur l'épaule droite. Cette maladie lui avait été occasionée par la congélation de la partie latérale de la face. Les bains de la Malou opérèrent un bien si sensible que cette intéressante demoiselle, au dixième bain, commença de redresser sa tête et d'exercer des mouvemens de rotation sur le tronc. Un essai si heureux l'engagea à y revenir l'année dernière, et le succès a été presque complet.

Elle se propose d'y revenir, encore cette année, pour en obtenir son entière guérison.

TREIZIÈME OBSERVATION.

Rhumatisme universel.

M. *Lagarde*, officier de santé à Hérépian, fut attaqué, dans l'hiver de mil sept cent quatre-vingt-douze, d'un rhumatisme universel. Les douleurs aiguës qu'il souffrait le déterminèrent à se faire transporter aux bains de la Malou, dans le mois de janvier ; il était alors tellement perclus de tous ses membres qu'il fallait lui donner à manger, et l'aider dans tous les mouvemens nécessaires.

Quarante bains que prit à la Malou monsieur *Lagarde*, le guérirent au point de le mettre en état de retourner à pied à Hérépian.

Sa belle-fille, quelques jours après son mariage, fut attaquée d'une maladie de nerfs qui l'empêchait d'user d'aucun de ses membres; ses nerfs s'étaient considérablement racornis. Son beau-père, qui venait d'éprouver l'efficacité des bains de la Malou, pensa qu'ils pourraient être employés avec succès dans cette circonstance, et lui en ordonna l'usage. On l'y transporta sur une charrette; elle ressentait des douleurs si intenses que ses cris attendrissaient tous les témoins de ses souffrances. Ces douleurs cessèrent bientôt par l'usage de bains; comme son père, elle put en peu de temps revenir auprès de son époux radicalement guérie. Mais ayant depuis eu l'imprudence de s'exposer au serein pendant plusieurs soirées, dans une prairie très-humide, où elle s'amusait avec de jeunes personnes, elle fit rechute, et le retour de ses douleurs l'obligea d'aller une seconde fois à la salutaire piscine, dont les eaux lui rendirent encore la santé.

QUATORZIÈME OBSERVATION.

Sciatique, etc.

M. *Hauteserre*, commandant de la succursale des invalides de Louvain, membre de la légion d'honneur, vint en l'an 7 à la Malou, attaqué d'une douleur de sciatique à la cuisse droite, qui lui faisait souffrir un martyre continuel; cette douleur qui se propageait jusqu'à l'extrémité du pied, l'empêchait de s'en servir. Il fut parfaitement guéri par l'usage de plusieurs bains et de quelques douches. Ces eaux bienfaisantes lui procurèrent aussi un grand soulagement sur deux cicatrices formées à la suite de plaies faites par des armes à feu.

QUINZIÈME OBSERVATION.

Rhumatisme goutteux.

M. *Pioch*, prêtre, vicaire à Clermont-l'Hérault, vint en l'an 9 à la Malou, à raison d'un rhumatisme goutteux qui avait donné lieu à une contraction permanente des doigts sur la paume de la main; il était ainsi privé d'en faire usage, et ne pouvait exercer les fonctions de son ministère. Les bains de la Malou opérèrent si bien sur ce malade, que sa guérison fut complète dans le premier séjour qu'il y fit; il n'y est depuis revenu que par précaution, et sans aucun mal présent.

SEIZIÈME OBSERVATION.

Affection du systéme nerveux et du systéme musculaire.

M. *M*.... de Béziers, fut attaqué en l'an 8 d'une maladie de nerfs, qui le priva de l'usage de la parole; il bégayait comme un enfant au berceau; il ne pouvait se servir de ses mains, ni pour boire, ni pour manger, à cause du tremblement continuel dont elles étaient saisies. S'il voulait tenter de boire seul, il fallait qu'il avalât avec la plus grande rapidité, pour éviter que le tremblement de ses mains ne fît verser le liquide sur lui. Lorsqu'il voulait se transporter d'un endroit à un autre, il était obligé de bien prendre ses mesures; car, une fois parti, il ne pouvait plus s'arrêter à volonté. Fallait-il entrer dans un appartement, s'il ne se présentait à la porte en ligne droite, il était forcé d'aller se heurter contre le mur. Cette maladie singulière disparut par l'effet des bains de la Malou, qui ont agi si heureusement sur cet individu, qu'il ne lui reste plus aucune trace de son affection.

DIX-SEPTIÈME OBSERVATION.

Affection rhumatismale.

M. *F.* ... vint à la Malou, il y a environ

3 ans, perclus de tous ses membres. Douze
bains donnèrent à ce jeune homme une telle
agilité, qu'il fit plusieurs parties de chasse
avant son départ.

DIX-HUITIÈME OBSERVATION.

Fluxion sur les yeux.

M. *B*. . . . . ci-devant seigneur de St.-Ge-
nieys, a été guéri d'une ophtalmie séreuse,
qui affectait les deux yeux, par l'usage des
douches de la Malou, dirigées sur la tête, le
front et les sourcils, qu'il a prises pendant
deux années consécutives.

DIX-NEUVIÈME OBSERVATION.

Douleurs nocturnes.

Un voyageur espagnol avait essuyé plusieurs maladies vénériennes très-compliquées,
qui avaient nécessité des traitemens fort longs,
et qui avaient porté des impressions fâcheu-
ses sur le système nerveux et le système os-
seux. Ce malade éprouvait des douleurs très-
intenses, qui ne venaient que pendant la nuit,
et qui l'empêchaient de prendre le repos nécessaire ; il était réduit, comme on le dit vulgairement, *aux abois.* Il se rendit à la
Malou par le conseil de M. *Fouquet*, à
l'effet d'y prendre les bains, qui opérèrent

si bien sur cet individu , qu'il fut radicalement guéri dans le premier séjour qu'il y
fit ; cependant, voulant suivre ponctuellement le conseil qui lui avait été donné par
le savant professeur de Montpellier , il en
continua l'usage trois saisons de suite.

VINGTIÈME OBSERVATION.

Suite de couches.

La femme *P*. . . éprouva , à la suite d'une
fausse couche , des douleurs lombaires très-
aiguës , qui se propagèrent même jusqu'à
toutes les extrémités du corps , et donnèrent
lieu à la contorsion et au raccourcissement de
plusieurs d'entre elles, et plus particulièrement des extrémités inférieures ; elle avait
maigri considérablement. On avait essayé
vainement les secours de notre art bienfai-
sant ; ce qui engagea le jeune Esculape, qui
la soignait , à lui conseiller les bains de la
Malou. Elle s'y rendit suivant le conseil qui
lui en fut donné ; et je sais positivement
qu'elle noya , dans la source bienfaisante de
la Malou, toutes les infirmités qui l'affli-
geaient, et qu'elle reprit, peu de temps après,
son embonpoint ordinaire.

*VINGT-UNIÈME OBSERVATION.

Vapeurs histériques.

Mme *R*.... était sujette, depuis plusieurs années, à des vapeurs hystériques portées à un assez haut degré, puisqu'elle perdait l'usage de la parole pendant ses attaques qui duraient plusieurs heures. L'usage qu'elle fit des bains de la Malou, pendant quinze jours, lui procurèrent le plus grand soulagement. Elle repartit au bout de ce temps, avec son cher époux, fort contente de son voyage.

VINGT-DEUXIÈME OBSERVATION.

Congélation.

M. *Rouch* fils, de Loupian, a été radicalement guéri d'une congélation à la cuisse droite, qui fut suivie d'une douleur de sciatique très-vive, par l'usage des bains et des douches de la Malou. Il avait contracté cette maladie dans l'étang de Thau, en allant faire la chasse aux canards.

VINGT-TROISIÈME OBSERVATION.

Stérilité.

Mme *J*.... mariée depuis plusieurs années, désirait beaucoup avoir des enfans, et

quoique son mari s'acquittât fort bien des
devoirs conjugaux, il n'avait pu réaliser
encore le désir qu'il avait d'être père. J'ignore
les causes de la stérilité de cette dame; mais
ce qu'on peut raisonnablement soupçonner,
c'est que l'usage qu'elle fit des bains de la
Malou dut enlever la cause de stérilité,
puisque cette dame accoucha au bout de
neuf mois, après son retour des bains,
d'un superbe enfant bien constitué.

Je connais grand nombre de femmes vaporeuses, et beaucoup d'hommes hypocondriaques, qui ont reçu un grand soulagement de l'usage des bains de la Malou, ainsi
que plusieurs demoiselles nubiles, qui sont
devenues réglées par leur emploi. J'ai été
consulté par plusieurs de ces dernières. J'ai
dû en faire suspendre l'usage dans bien des
circonstances, de crainte d'une trop forte
évacuation menstruelle; ce qui prouve, d'une
manière incontestable, leurs vertus emména-
gogues (1). L'observation suivante va servir
d'exemple.

---

(1) Les observations qu'on vient de lire ont été
extraites de mon premier Mémoire. J'ai cru devoir les
ajouter ici pour donner plus d'utilité à ce second Ouvrage. On a dû se transporter, en les lisant, au temps
où elles ont été écrites. Celles qui vont suivre ont été
extraites de mes rapports annuels à M. le Préfet.

VINGT-QUATRIÈME OBSERVATION.

Suppression des règles.

Mad. *R...*, douée d'un tempérament nerveux, sujette à des attaques de vapeurs assez fréquentes, qu'avaient exaspéré la suppression de ses règles depuis plusieurs mois, se rend à la Malou au commencement de septembre 1807, par le conseil de son médecin. A peine s'est-elle plongée quatre fois dans la piscine salutaire, qu'elle éprouve des pesanteurs dans les extrémités inférieures, des douleurs dans les regions lombaires, etc., et voit enfin reparaître, à son grand contentement, l'écoulement menstruel dont la suppression devenait pour elle tous les jours plus dangereuse.

VINGT-CINQUIÈME OBSERVATION.

Insomnie, perte blanche.

Mad......, d'un tempérament fort gai, se rendit à la Malou à dessein d'y prendre les bains ; elle était atteinte depuis plusieurs mois d'une insomnie presque continuelle et d'une perte blanche assez abondante, de nature acrimonieuse, éprouvant des démangeaisons très-fortes à la partie interne des cuisses et aux grandes lèvres. Indépendamment des bains dont elle fit usage pendant son séjour à la Malou, elle prit, d'après mon conseil, les eaux martiales de la source de Capus. Bientôt après elle ne tarda pas à éprouver un grand soulagement à tous ses maux; et je ne crois pouvoir mieux prouver les bons effets qu'ils ont produit sur cette aimable dame, qu'en transcrivant sa lettre au bas de cette observation.

Monsieur, je rappelle à votre souvenir la promesse que vous avez bien voulu me faire de m'envoyer des eaux de Capus par le retour de M.... Il prendra du mastic, afin de pouvoir conditionner les bouteilles. Je me trouve à merveille des bains, et j'espère pouvoir vous annoncer une guérison complète après la boisson de la caisse des eaux. Le sommeil m'est entièrement revenu.

J'ai l'honneur, etc.

VINGT-SIXIÈME OBSERVATION.

Congélation.

M. *Mazér*, de St.-Giles, pendant le court séjour qu'il fit aux bains de la Malou, éprouve le plus grand soulagement à une jambe qu'il pouvait à peine mouvoir, à la suite d'une congélation de cette partie, et parvient à flé chir avec plus de facilité un des doigts de la main, qui était enkilosé imparfaitement.

VINGT-SEPTIEME OBSERVATION.

Douleurs rhumatismales vénériennes.

M..... est sujet à des douleurs rhuma tismales vénériennes ; il est épuisé par les excès auxquels il s'est livré, et peut à peine se soutenir ; il veut faire usage des bains de la Malou dont on lui a vanté les effets. Il s'y rend vers la fin du mois de juillet, et ne tarde pas à éprouver les heureuses in fluences de ces bains, qu'il prend pendant douze jours consécutifs.

VINGT-HUITIÈME OBSERVATION.

Nécessité d'un médecin inspecteur dans les établissemens d'eaux thermales.

La femme F., âgée de 31 ans, travaillant à la campagne, est atteinte depuis plusieurs années de lombagie et d'une affection herpé tique qui lui occasionne beaucoup de déman geaison ; elle a déjà retiré un grand soulage ment des bains de la Malou, dont elle a fait usage dans les années précédentes. Elle fait part de son état à son médecin , qui , sans égard pour sa grossesse, qui est au septième mois , lui conseille de se rendre de nouveau à la Malou. Je suis consulté au quatrième bain. Je m'aperçois du ventre extraordinaire de cette femme , et soupçonne avec fondement un état de plénitude de la matrice ; cette femme m'avoue qu'elle s'est sentie incommodée des bains qu'elle a déjà pris, qu'elle éprouve comme des suffocations, du malaise, des lassitudes dans les extrémités , des douleurs de reins ; enfin , que toutes les fois qu'elle est dans le bain , elle ne sent plus remuer son enfant. A tous ces signes, je reconnais un avortement prochain, si on ne s'empresse d'y remédier le plus promptement possible. Je lui fais suspendre l'usage des bains ; je lui ordonne le repos , un bandage de corps , et autres moyens qu'on emploie en pareille circonstance, et j'ai la douce satisfaction de prévenir le danger que courait cette jeune femme ainsi que son fruit. J'ai su depuis qu'elle avait accouché d'un superbe enfant bien constitué.

VINGT-NEUVIÈME OBSERVATION.

Douleur rhumatique affectant le bras droit.

M. Basset , ex-chartreux , âgé d'environ

60 ans, d'un tempérament bilieux, résidant à Bédarieux, est affecté, au mois de juillet 1807, d'une douleur rhumatique intense au bras droit, qui ne lui permet que des mouvemens très-bornés; il ne peut s'habiller seul, et se rappelle que les bains de la Malou lui ont enlevé une pareille douleur qui affectait le bras gauche; il s'y rend vers la fin du mois, et éprouve pour la deuxième fois les bons effets de cette source bienfaisante.

TRENTIÈME OBSERVATION.

Rhumatisme aigu universel.

Louis Lagarde d'Hérépian, agriculteur, âgé de 27 ans, vient d'essuyer un rhumatisme aigu universel; il est perclus de tous ses membres, et demande avec instance d'être transporté à la Malou, dont les bains ont autrefois rendu la santé à son père et à sa belle-sœur. On le prévient qu'il faut qu'il s'y prépare par un vomitif et une purgation; il persiste. On l'y transporte sur une charrette; six bains qu'il a déjà pris ne produisent pas l'effet qu'il en attendait: il revient chez lui, suit les conseils qui lui ont été donnés par son frère qui exerce l'art de guérir, et ce terme expiré on le transporte de nouveau à la salu-

taire piscine où il prit 13 bains. Au premier,
il fut si dégagé qu'il marcha avec des béquilles ; le troisième jour il les abandonna :
un bâton lui suffit. Dans la suite, il n'eut besoin
d'aucun secours, et se trouva radicalement
guéri. Il est revenu à la fin de la saison prendre les bains une seconde fois pour consolider
sa guérison.

TRENTE-UNIÈME OBSERVATION.

Blessure par un coup d'arme à feu.

M. Simoneau, de Florensac, capitaine au
1.er rég. des chasseurs à cheval, membre de la
légion d'honneur, arrive aux bains de la Malou le 13 août 1807, il me rapporte qu'il a été
atteint à la bataille d'Eylau d'un coup d'arme
à feu à la partie antérieure et supérieure
droite de la poitrine, qui lui a fracassé la
clavicule et la première côte. Par l'examen
que j'en fais, j'aperçois une plaie à l'endroit
ci-dessus décrit, que je soupçonne être entretenue par une balle ou quelqu'autre corps
étranger, ce qui m'est confirmé par M. Simoneau ; il ajoute en outre que depuis deux
jours son frère, le médecin, lui avait extrait
deux fragmens de bouton, ce qui l'avait beaucoup soulagé. Néanmoins il ressent un poids

assez considérable à l'endroit blessé, et par fois quelques petites piqûres. Je lui conseillai de prendre les bains et sur-tout la douche, et de diriger quelques injections avec une seringue appropriée dans le trajet de la plaie fistuleuse, ce qui fut exécuté. Mais, m'apercevant que l'ouverture de la plaie était très-étroite, j'y introduisis tantôt un morceau d'éponge préparée, tantôt un morceau de racine de gentiane, afin de la dilater davantage et favoriser ainsi la sortie du corps étranger; en effet, au second pansement après cette application, je fis l'extraction d'une esquille qui avait un demi-pouce de longueur; le surlendemain, ce fut un morceau de balle. Les douleurs poignantes ont cessé dès ce moment. Le poids et la douleur ont diminué considérablement, et il est à présumer que, si aucun autre corps, par sa forme ou sa figure, n'agace plus les parties musculaires ou nerveuses, la plaie se cicatrisera malgré que le plus grand volume de la balle ait resté entre la clavicule et l'omoplate. Au reste, ce ne serait pas la première fois qu'on aurait vu une balle séjourner dans le corps sans produire des accidens fâcheux.

M. Simoneau, rendu chez lui, et désirant rentrer en exercice le plutôt possible, engagea son frère à lui faire l'extraction de cette balle, ce qui fut èxécuté avec le plus grand succès. C'est M. Simoneau lui-même qui m'en a fait le rapport à son passage à Montpellier.

TRENTE-DEUXIÈME OBSERVATION.

Rhumatisme goutteux.

M. Mion fils, de Montpellier (à son retour de Paris en 1806), fut en proie à un rhumatisme goutteux, qui affecta principalement les extrémités supérieures et inférieures, et, qu'on attribua à un accroissement rapide, au changement de climat, de régime et d'habitude. M. Chrétien, son médecin, le traita dans sa maladie, et les remèdes administrés n'opérant pas tout le bien désiré, il lui fut conseillé de se rendre aux eaux thermales de la Malou, où il arriva le 11 du mois d'août 1807. Il se reposa pendant 24 heures, et prit ensuite consécutivement pendant 20 jours, tantôt un seul bain, tantôt le bain et la douche sur les parties affectées, et d'autres fois enfin deux bains par jour. Le tremblement qui existait au bras droit, et le peu de force qu'il y sentait l'empêchaient dans les premiers jours de son arrivée de se servir à boire lui-même, tandis qu'avant son départ de la

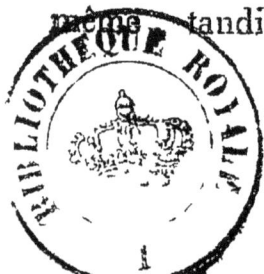

Malou, il servait à table une nombreuse
compagnie. Le sommeil qu'il avait perdu lui
revint enfin, et depuis son retour des bains
il vaque à des nombreuses occupations, et
a pu se dónner pour amusement le jeu de
mail.

TRENTE-TROISIÈME OBSERVATION.

Tremblement à la suite d'un empoisonne-
ment par l'arsenic.

J** est empoisonné en 1805 par le moyen de
l'arsenic ; les signes qui annoncent l'empoi-
sonnement se manifestent chez lui avec la plus
grande force : il devient en outre enflé comme
un tonneau. On parvient à l'aide des huileux
et du laitage à le rendre à la vie ; cependant
J.*** traîne dans la suite une vie languissante :
il est sujet à un espèce de tremblement permanent ; il a ses membres roides. On lui
vente les vertus adoucissantes et calmantes
des eaux de la Malou ; on lui fait espérer
qu'il en retirera un grand soulagement : il
s'y rend avec confiance, et a la douce satisfaction de vérifier sur lui les bons témoigna-
ges qu'on lui a donnés.

TRENTE-QUATRIÈME OBSERVATION.

Douleur rhumatique au bras droit.

M. Chabrier, de Montpellier, est atteint
vers la fin du mois de juillet 1807 d'une
douleur vive à l'épaule droite, qui se pro-
longe tout le long du bras, et qui le met hors
d'état de pouvoir se servir de cette extrémité.
Le sommeil, l'appétit se trouvent interrom-
pus par les souffrances qu'il éprouve ; il
consulte son médecin qui lui conseilla l'application d'un vésicatoire sur le bras affecté.
Il suit l'avis qui lui est donné, mais il n'en
retire pas un grand soulagement. Il se sert
ensuite d'un liniment anodin qui demeure
sans effet. Ce fut après vingt jours de souffrances qu'il se détermina à venir à la Malou ; il
y arriva en effet le 17 août, et y prit le bain
et la douche pendant douze jours consécutifs.
Les premiers bains lui augmentent ses souffrances au lieu de les diminuer ; il veut en
interrompre l'usage, mais je parviens à lui
faire entendre que cela doit être ainsi ; que
l'humeur rhumatismale étant en mouvement,
et tendant à s'échapper par les pores qui
n'étaient pas encore bien ouverts, il doit en
résulter une douleur plus intense, mais qu'elle

ne tardera pas à s'assoupir et à disparaître tout-à-fait pour ne plus revenir. Ayant goûté mes représentations, il eut la douce satisfaction de voir vérifier sur lui le pronostic que j'en avais porté.

TRENTE-CINQUIÈME OBSERVATION.

Rhumatisme goutteux.

M. Hany, employé aux douanes, atteint depuis plusieurs mois d'un rhumatisme goutteux, affectant principalement les extrémités, se rend à la Malou par le conseil de M. Méjan vers la fin du mois d'août 1807. Ce M. prit fort exactement les bains et les douches pendant le séjour qu'il y fit, et eut la satisfaction de s'en retourner radicalement guéri.

TRENTE-SIXIÈME OBSERVATION.

Sciatique nerveuse qui rendait le malade impotent.

M. Martin, négociant de Nismes, département du Gard, âgé de soixante-cinq ans, d'un tempérament sec, nerveux et très-irritable, fut atteint, dans le mois de décembre 1808, d'un rhume de poitrine qui fut fort opi-

niâtre , qui céda après l'emploi des pecto-
raux , à deux purgatifs qui furent administrés.
Peu de temps après , il éprouva des maux de
reins intenses , qui se propagèrent vers la
hanche droite, tout le long du nerf sciatique ,
ce qui lui rendait la marche extrêmement
pénible. Un médecin de Montpellier fut consulté en mai 1809; il prescrivit des bains
émolliens qui furent discontinués (après en
avoir pris deux seulement) , parce qu'au
lieu d'appaiser les souffrances du malade ,
ils ne faisaient que les augmenter. Toutes les
positions devenaient insupportables à M.
Martin ; il fut obligé de garder le lit. Peu
de temps après, une fièvre bilieuse l'atteint ,
mais il en est heureusement délivré par les
évacuans. Deux vésicatoires qui sont ensuite
appliqués sur l'extrémité malade ne produisent point des heureux résultats; on ne les
entretient que pendant huit jours. Six sangsues
sont également appliquées au jarret sans nul
amendement. Le malade, naturellement cons-
tipé, prend quelques lavemens avec la décoction de son et le beurre frais, prescrits par le
médecin de Montpellier , qui déterminent
quelques selles. Il ne faut point perdre de
vue que M. M. est toujours dans son lit fort
souffrant, ne pouvant plus se lever depuis

environ deux mois; qu'on le change de position en le retournant avec le drap de lit, ne
pouvant supporter le moindre attouchement,
et qu'on est obligé d'user du même artifice
pour le faire aller à la garde-robe, tant il est
impressionable. Son médecin ordinaire (M.
Goy) se détermine à conseiller l'usage des
bains domestiques chauffés à 32 degrés (thermomètre de Rhéaumur), et des douches
de même nature sur la partie affligée. Le
malade en prend six dont il retire un faible
soulagement. Le 1.er août, il survient un gonflement érysipélateux à la jambe gauche; il
se manifeste beaucoup de mobilité dans le
système entier: le pouls offre de la fréquence,
mais il est assez bon et relevé. Malgré cet
état qui paraissait s'aggraver chaque jour
davantage, M. Martin demande à être transporté à la Malou, dont les bains lui ont dissipé,
il y a 23 ans, une douleur vive qu'il éprouvait
à son bras droit. Tout est disposé pour son
voyage; il se met en route et arrive à la salutaire piscine qui devait de nouveau lui rendre
la santé, le 10 août 1808.

Ne pouvant prendre le bain dans le bassin
ordinaire, je le lui fis administrer dans le
principe dans une baignoire en bois, dont on
s'était pourvu, et que je fis placer dans le

bassin après l'avoir fait vider et mettre à sec ;
dans la suite, il put les prendre selon la méthode accoutumée, ainsi que les douches qui
furent jugées nécessaires. Pour le gonflement
œdémateux, et légèrement érysipélateux de
la jambe, je mis en usage les fomentations
avec les feuilles d'hièble passées au four, dont
j'enveloppai toute l'extrémité, des fumigations
avec le carabé, le bandage de théden ; et
intérieurement je fis prendre au malade le
petit-lait avec le safran de mars et les clo-
portes, et l'eau kalibée pour boisson. Peu
de jours après, l'usage de ces divers moyens et
celui des bains et douches (1), les douleurs
se calment, l'appétit revient, M. Martin
peut déjà se tenir sur ses jambes, et faire, à
l'aide du bras de son gendre, quelques tours
sur la galerie; avant son départ, il peut se passer
de ce secours, et même de celui de sa canne.
De retour chez lui, sa guérison se confirme
de la manière la plus complette, et il reprend
avec gaieté ses occupations ordinaires. Cette
guérison marquante a fait une si grande impression sur l'esprit des Nimois et des médecins de cette cité, qu'elle a attiré à la Malou

_____

(1) Qui furent pris pendant un mois à jours alternatifs.

plusieurs malades qui étaient dans l'intention de lui préférer d'autres bains, et qui en ont retiré le plus grand soulagement à leurs maux.

M. Martin est revenu en l'an 1809 aux bains par un motif de pure reconnaissance, et sans nul besoin. La plupart des personnes qui l'avaient vu l'an passé dans l'état le plus triste et le plus souffrant, pouvaient à peine se figurer que ce fût le même individu.

TRENTE-SEPTIÉME OBSERVATION.

Sur un état d'impotence de l'extrémité supérieure droite.

M. Joseph Reboul, propriétaire, de Nismes, âgé de soixante-dix ans, d'un tempérament sanguin, d'un commerce fort agréable, fut atteint, il y a environ huit ans, d'un rhumatisme universel. Cette maladie, qui avait été occasionée par la suppression de la transpiration, céda néanmoins à un traitement de vingt jours. Deux ans après, il fut atteint d'une fausse attaque de paralysie, pour laquelle, après s'être purgé plusieurs fois, on l'envoya aux eaux de Bagnols où il a été pendant six ans consécutifs, et de l'usage desquels il ne retira qu'un faible soulagement.

Lorsqu'il s'est rendu à la Malou, il éprouvait depuis deux mois un engourdissement considérable aux extrémités supérieure et inférieure du côté droit, et principalement à la supérieure, qui avait paru sans cause manifeste, et qui était accompagnée de douleurs aiguës, de rongement, de froid (1), d'insensibilité dans le tact, ne pouvant serrer la main, ni élever le bras qu'à la hauteur du nombril, et privait ainsi M. Reboul d'une foule de facultés nécessaires au libre exercice de ses fonctions. Avant son départ, et par l'usage des bains de la Malou qu'il prit pendant près d'un mois, M. Reboul avait recouvré l'usage des membres malades ; il serrait parfaitement et fortement sa main, fermait à clef la porte de sa chambre, saluait, buvait avec facilité, sentait les pulsations de son pouls, marchait librement et avec beaucoup plus d'assurance que par le passé ; enfin il faisait une infinité de choses qu'il lui avait été impossible d'exécuter à son arrivée. Il a

---

(1) Cette fausse sensation de froid qu'il éprouvait l'avait obligé à porter continuellement un gand fourré. Je le lui fis abandonner après lui avoir prouvé, par des expériences thermométriques, que cette extremité droite était aussi chaude que la gauche.

promis de revenir à la saison prochaine de 1810. Il a tenu sa parole.

TRENTE-HUITIEME OBSERVATION.

Insomnie continuelle.

Mad. M.... a été guérie par l'usage des bains de la Malou, qu'elle a pris pendant trois ans consécutifs, d'une insomnie continuelle, qui était la suite d'un événement fâcheux arrivé à la personne qui lui était la plus chère (son époux), dont la nouvelle lui avait été annoncée avec trop peu de ménagement, et dont elle redoutait les suites.

Ces eaux salutaires ont porté un grand amendement à une perte blanche dont elle était affligée, et qui était entretenue par une dureté squireuse au col de l'uterus.

TRENTE-NEUVIEME OBSERVATION.

Lombagie rhumatismale.

M.me D..... de Montpellier a été guérie d'une lombagie rhumatismale par l'usage des bains et douches de la Malou. Elle avait été dirigée, dans l'emploi de ce moyen, par le conseil du docteur Roucher. Elle est revenue cette année 1809 par un motif de pure reconnaissance.

QUARANTIEME OBSERVATION.

Lombagie rhumatismale contractée à la chasse.

M. C.... de Pézenas a été guéri également d'une lombagie rhumatismale par l'usage des bains de la Malou. Il avait contracté cette maladie à la chasse dont il était très-amateur. L'état de ses souffrances était porté à un si haut degré, lorsqu'il arriva aux bains, qu'il l'obligeait à marcher tout courbé et à l'aide d'un bâton qu'il a abandonné par la suite.

QUARANTE-UNIEME OBSERVATION.

Roideur aux articulations des extrémités inférieures, suite d'un rhumatisme aigu.

M. Fontenay, ingénieur en chef des ponts et chaussées, pour le département de l'Hérault, a été guéri d'une roideur aux articulations des extrémités inférieures, qui s'était principalement fixée sur celles des genoux, et qui le gênait dans une foule de mouve-

mens nécessaires, par l'usage des mêmes
bains dont nous avons annoncé les heureux
résultats. Cette infirmité était la suite d'un
rhumatisme aigu dont il avait été atteint
quelques mois auparavant.

QUARANTE-DEUXIEME OBSERVATION,

Sur le même sujet que la précédente.

M. Collard, curé à Cette, a été guéri de
la même maladie, avec un engorgement du
genou gauche, par l'usage de nos bains de
la Malou.

Il ne pouvait auparavant exercer les
fonctions de son ministère, faire les génu-
flexions, se tenir à genou, etc.; ce qu'il
exécuta avant son départ des bains.

QUARANTE-TROISIEME OBSERVATION.

*Rhumatisme universel qui avait rendu le
malade perclus de tous ses membres.*

M. Boyer, curé de Cabrières, était, lors
de son arrivée aux bains de la Malou, perclus de tous ses membres, à la suite d'un
rhumatisme universel. On n'avait mis en
usage que de très faibles moyens pour le dé-

livrer de cette fâcheuse maladie, lorsqu'il demanda à être transporté à notre salutaire piscine. Après qu'il se fut reposé le temps nécessaire, je le fis plonger dans le bain ; quatre personnes fortes et robustes devenaient nécessaires chaque fois qu'il fallait le lui administrer ; mais ce secours devint bientôt inutile. Déjà au quatrième bain, M. B. n'avait besoin que de l'aide du baigneur, et peu de temps après, il pouvait, sans l'assistance de personne, se rendre au bain, à table, dire la messe, aller à la promenade ; en un mot jouir des agrémens qu'offrent aux étrangers la réunion d'une société nombreuse, et les délices d'une vie champêtre.

Une nouvelle attaque de rhumatisme occasionée par la pluie qu'il essuya pendant plusieurs heures, dans un voyage qu'il fit aux environs de sa paroisse, étant tout en sueur, lui avait laissé plusieurs reliquats très-fâcheux qui furent également dissipés par l'usage qu'il fit des mêmes bains de la Malou.

QUARANTE-QUATRIEME OBSERVATION.

Douleurs rhumatismales accompagnées d'un craquement permanent.

Nogaret, maître tailleur, Grand'Rue à

Montpellier, se rendit aux bains de la Malou en 1808, par les conseils du docteur Genssanne, pour s'y délivrer des suites d'une affection rhumatismale dont il avait été atteint quelques mois auparavant.

Voici les principaux symptômes qu'il éprouvait à son arrivée : douleurs intenses dans toutes les articulations mobiles de son corps, accompagnées d'un sentiment de sécheresse et de craquement continuel ; il ne pouvait élever son bras droit qu'à la hauteur du menton, ce qui le mettait dans l'impuissance de travailler de son métier.

Tous ces divers symptômes furent dissipés par l'usage des bains et des douches qui lui furent administrés pendant douze jours; il put, à cette époque, aller vaquer aux occupations de son état : il les continue aujourd'hui avec la même facilité qu'avant sa maladie.

QUARANTE-CINQUIEME OBSERVATION.

Stérilité temporaire, dissipée par l'usage des bains de la Malou.

On me rapporte aujourd'hui 15 février 1809, que M.me Lautrec du Pujol, mariée depuis plusieurs années, et qui n'avait pu réaliser encore le désir qu'elle avait d'être mère, est enceinte depuis plusieurs mois. Je lis sur mon journal, qu'elle a pris les bains de la Malou au commencement du mois de septembre, d'où je présume que ces bains ont contribué grandement à cette conception si désirée de la part des époux.

M.me Lautrec a accouché, le 3 du mois de juin suivant, d'une superbe demoiselle.

QUARANTE-SIXIEME OBSERVATION.

Tic douloureux (névralgie faciale.)

Françoise Rivière, de Narbonne, atteinte du tic douloureux, a été manifestement soulagée par l'usage des bains de la Malou. Dans les fortes attaques qu'elle y a eues dans les premiers jours de son arrivée, il lui suffisait de se plonger dans le bain pour les faire cesser subitement, et pour en retarder le retour. C'est même ce qui l'a déterminée à y venir pendant quelques années consécutives pour améliorer son état.

QUARANTE-SEPTIEME OBSERVATION.

Lombagie et sciatique nerveuse et rhumatismale avec impotence des extrémités inférieures.

M. Marnejol, propriétaire de Nismes,

département du Gard, âgé de 75 ans, avait
été sujet à une lombagie rhumatismale pour
laquelle il avait fait usage, pendant quelques
années, des étuves des bains de Bagnols,
avec quelque apparence de succès, lorsqu'il
se rendit à la Malou, le 31 du mois d'août
de l'année dernière 1809..... Il avait été atteint, en mai, d'une nouvelle attaque, mais
plus forte, mais plus violente que les précédentes, ce qui l'engagea à venir à notre
salutaire piscine, qu'il préféra, cette fois,
à celle de Bagnols, sur le rapport que lui
firent quelques amis du bien qu'ils avaient
ouï dire de cette source et des succès com-
plets que plusieurs d'entre eux en avaient
obtenus.

Les douleurs qu'éprouvait le malade par-
taient des régions lombaires, et s'étendaient
le long de la cuisse droite. La marche était
devenue impossible, ainsi qu'une situation
perpendiculaire. Ses souffrances étaient telles, qu'il fallait l'aider dans presque toutes
ses fonctions. Il ne pouvait se tenir dans
son lit qu'en suppination, et la moindre
secousse ou mouvement inattendu lui ar-
rachait les cris les plus douloureux.... Son
fils et son gendre, dont les secours lui étaient
devenus nécessaires, ne le quittaient point,

et lui prodiguaient des soins qu'il lui était
agréable de recevoir de leurs mains. Néanmoins M. Marnejol était dans un état de
maigreur et de faiblesse extrêmes ; et , vu
son grand âge , je craignis, un moment,
qu'il ne pût supporter l'action du bain ;
mais , me rappelant l'observation de M.
Martin (avec toutes les circonstances qui
l'accompagnaient) , et qui était dans un
état d'asthenie et de souffrance pour le moins
égales à la sienne , je repris courage , et
flattai le malade du même espoir.... Après
36 heures de repos , je le fis plonger dans
le bain , et recommandai à l'aide-baigneur
que j'avais chargé de le soutenir , de me
faire appeler en cas d'événement. Il sup-
porta fort bien, pendant trois-quarts-d'heure,
son premier bain ; mais ayant éprouvé, sur
la fin , un peu de froid , je le fis envelop-
per dans des linges chauds , et transporter
dans son lit où il avala une prise de bouillon. Les jours suivans , à-peu-près à la
même heure , il en continua l'usage , pro-
longea leur durée, intercalla , d'après mon
conseil , quelques douches sur les reins et les
extrémités pelviennes jusques au 15 , où on
cessa de les lui administrer. Il n'avait ob-
tenu , à cette époque , qu'un léger soula-

gement et un peu plus de force dans les
extrémités ; mais 29 jours après être rendu
au sein de sa famille , il eut la satisfaction
d'en goûter pleinement les heureux résultats. Les douleurs cessèrent complètement ;
les extrémités affectées reprirent leur jeu et
leur mouvement , et M. Marnejol se livra ,
comme par le passé, à ses occupations ordinaires.

Il a voulu nous rendre témoins des succès obtenus, en venant, cette année 1810,
assurer une guérison qui probablement ne
se démentira jamais.

QUARANTE-HUITIÈME OBSERVATION.

Sciatique nerveuse , constipation , etc.

Madame de M...., résidant à Paris , a été
manifestement soulagée d'un sciatique rhumatique, par l'usage des bains de la Malou
qu'elle a pris dans le mois de juillet et août
derniers, d'après les conseils du docteur
Chrestien. Les eaux acidules et gazeuses de
la Vergnière qu'elle prit , d'après les avis
du même médecin , qui me recommanda
cette dame , remédièrent à un état de constipation habituelle auquel elle était sujette.

Je dois à la vérité de dire que, pendant l'usage des bains et des douches, je la fis frictionner avec la teinture anti-spasmodique camphrée.

QUARANTE-NEUVIEME OBSERVATION.

Danse de Saint-Guy, etc.

Le jeune Prosper Fournier, d'Adissan, était atteint, depuis plusieurs mois, lorsqu'il se rendit à la Malou, de cette affection convulsive, connue sous le nom de danse de Saint-Guy, ou de Saint·Weit, *chorea Sancti Viti*.

Les mouvemens dont le bras et la jambe droits étaient affectés, se faisaient apercevoir la nuit pendant le sommeil, aussi-bien que le jour. Le jeune malade gesticulait comme un histrion, traînait et contournait, en marchant, l'extrémité affligée. On n'avait pas fait grand'chose pour le délivrer de cette infirmité, à l'époque où il se rendit à nos bains, soit qu'on l'eût méconnue, soit que les médecins qui avaient été consultés, ne fussent pas d'accord sur le vrai caractère de cette affection morbide.

Je lui fis administrer les bains et les

douches selon la méthode accoutumée , et déjà , au sixième bain , on observa que les mouvemens convulsifs n'avaient plus lieu la nuit , et que le malade était parfaitement tranquille dans son lit. On s'aperçut bientôt après que ceux qui avaient lieu dans le jour étaient moins sensibles , moins manifestes et moins intenses. Je ne dois pas laisser ignorer qu'à chaque sortie du bain je le fis frictionner avec une once de teinture anti-spasmodique camphrée , et qu'elle peut avoir ajouté quelque chose à l'effet des bains.

Pour assurer et confirmer la guérison , je prescrivis que l'on fît faire usage au malade , pour boisson ordinaire , d'une eau chalibée , légèrement rougie avec du bon vin vieux (pendant son séjour aux bains, je lui avais ordonné les eaux martiales de la source de Capus dont il usa dans cet intervalle) , qu'on continuât à lui frictionner matin et soir l'épine du dos et les extrémités affectées , tantôt avec la teinture anti-spasmodique , tantôt avec le liniment suivant : esprit de genièvre deux onces ; huile de gérofle demi-drachme ; essence de muscade autant. J'ordonnai que , s'il se présentait quelques signes d'embarras des premières voies, on purgeât le malade avec la rhubarbe et le sirop de chicorée, et que, s'il s'offrait quelques signes d'helminthèse, on lui donnât, un jour entre autre, de l'huile de ricin dans de l'eau sucrée, jusqu'à cessation des accidens. J'ai su depuis que ce traitement avait eu un succès complet.

CINQUANTIÈME OBSERVATION.

Affection rhumatismale, suivie d'impopotence, etc.

Louise Bonnette, de Béziers, doit au secours généreux d'une dame aussi recommandée par ses vertus bienfaisantes, que par sa naissance, la guérison d'une affection rhumatismale qui l'avait rendue impotente et mise dans l'impossibilité de continuer son métier de couturière. Cette respectable dame (M. de St.-J.), qui se rendait à la Malou pour raison de santé, et qui a retiré de ces bains les plus heureux effets, voulut bien prendre cette fille dans sa voiture, et lui faire administrer, à ses frais, le régime et la nourriture qui lui étaient nécessaires. D'après le rapport qu'on me fit de ses moyens pécuniaires, et de la nature de ses infirmités, je lui fis administrer gratuitement les bains et les douches, suivant la méthode reçue.

Cette affection rhumatique avait rendu cette pauvre fille crochue de presque tous ses membres ; ce qui l'obligeait à se traîner péniblement sur des béquilles qu'elle abandonna peu de temps après son retour des bains.

N'inspirant que la pitié la première fois qu'on la vit à la Malou, on n'a pas été peu étonné de la voir revenir, cette année, dans un état des plus satisfaisans.

CINQUANTE-UNIEME OBSERVATION.

Douleur intense, etc.

M. Fulcrand Bonnet, négociant à Béziers, a été guéri comme par enchantement d'une douleur extrêmement vive qu'il éprouvait dans l'articulation de la jambe avec le pied droit, et qui s'était exaspérée à un tel point dans une promenade qu'il fit des bains à Bedarieux, dans les premiers jours de son arrivée, qu'il ne pût descendre seul de cheval. De retour à la

Malou, il se fit transporter dans le bassin où il prit un bain d'une heure. A peine s'est-il plongé dans la salutaire piscine, que la douleur s'appaise, se calme, cesse comme par enchantement, pour ne plus reparaître dans la suite.

Il rapportait à ses amis avec un plaisir infini, les effets de ce bain salutaire. Je me contente de citer le fait que chacun expliquera à sa manière.

CINQUANTE-DEUXIEME OBSERVATION.

Douleur carpologique.

M. Lagarde fils, exerçant l'art de guérir à Hérépian, a été délivré d'une douleur articulaire avec engorgemeent du carpe de la main droite, qui la lui avait un peu contournée, par l'usage qu'il a fait des bains de la Malou, dans le mois de décembre 1810.

La famille de ce jeune Esculape, qui a retiré de nos bains des effets si sensibles et si surprenans (voy. les observ. 13 et 31), suffirait pour faire leur réputation, si elle n'était déjà sanctionnée par un siècle de succès, qui, pour avoir resté ignorés des médecins éloignés de cet établissement, ne sont pas moins revêtus de tous les caractères de la véracité la plus authentique dont j'ai fait connaître les principaux.

DERNIÈRES OBSERVATIONS.

Il faut encore noter comme observations essentielles, 1.º celle de Madame Bousquet de Saint-Hyppolite, relatives à un rhumatisme dont elle était atteinte en 1810, et dont elle fut délivrée par l'usage des bains de la Malou. Cette dame, qui était sujette à des attaques de nerfs très-fréquentes, excitées par la plus légère cause, et d'une intensité à lui faire perdre connaissance, en avait été débarrassée par son rhumatisme. Cette observation offre un bel exemple de maladie guérie par une autre maladie ; et, quoique l'affection rhumatismale ait disparu par l'usage des bains de la Malou , la maladie nerveuse ne s'est plus manifestée.

2.º Un rhumatisme goutteux avait rendu M.me Julia presque percluse de tous ses membres. Ayant pris les bains de la Malou, d'après les avis de M. Julia son fils, pharmacien distingué à Narbonne, elle n'eut qu'à se louer d'avoir suivi les conseils dictés par la tendresse et l'amour filial.

3.º Celle de M. Pagés , de Nismes , ne doit point être passée sous silence. Une affection rhumatismale qui avait porté principalement ses impressions sur la région lombaire, l'avait réduit à prendre des béquilles , qu'il abandonna peu de temps après qu'il eut fait usage des bains de la Malou.

4.º L'observation relative au fils de Jean Baraillé, de Colombières , âgé de dix ans , mérite de trouver place ici. Des humidités souvent essuyées , et une chute, lui avaient contourné le tronc et occasioné un tiraillement des muscles de la cuisse droite , qui le forçait à boiter. L'usage qu'il fit des bains de la Malou , lui redressèrent la colonne épinière , et remédièrent au tiraillement pathologique de la cuisse affectée.

J'ai cru devoir fixer à ce nombre les observations que je viens de communiquer. Il m'eût été sans doute très-facile de les multiplier , l'établissement attirant tous les ans une plus grande affluence de personnes. J'ai cru qu'elles seraient suffisantes pour prouver l'action médicatrice des bains de la Malou dans les maladies que j'ai indiquées , et pour fixer sur leurs vertus l'attention des gens de l'art et des malades.

~~~~~~~~~~~~~~~~~~~~~~

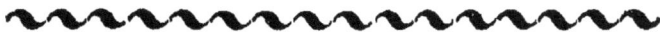

CINQUIEME PARTIE.

Analyse de la source de Capus.

Au nord des bains de la Malou, et au pied de la côte de Villecelle, prend naissance la source dite de Capus (1), qui n'est distante de l'établissement de la Malou, que d'environ cinq à six cents mètres. L'eau de cette fontaine est claire, limpide et transparente ; son goût est légèrement piquant, acidule et métallique. La température est de 20 degrés + o au thermomètre de Réaumur. Elle laisse dégager une grande quantité de bulles d'air qui ne sont que du gaz acide carbonique (air fixe) ; elle dépose ou charrie, pour mieux dire, un sédiment ocreux extrêmement abondant.

Il serait facile de présager, d'après les propriétés physiques que je viens d'établir, que cette source doit être rangée dans la classe des martiales ou ferrugineuses ; mais

_____

(1) Elle est ainsi appelée du nom du propriétaire auquel appartient le terrain d'où on la voit sourdre.

voyons si l'analyse par les réactifs viendra confirmer cette idée.

Réactifs employés. Effets de ces mêmes réactifs versés sur l'eau minérale.

Eau de chaux : Ce réactif a déterminé un précipité abondant.

Teinture de tournesol : Cette teinture a fortement rougi.

Dissolution de savon : Précipité sans grumeaux.

Ammoniaque : A décidé un blanc terne ; il s'est formé un léger précipité.

Nitrate de mercure : Détermina une légère fermentation, et louchit l'eau faiblement.

Nitrate d'argent : Précipité blanc grisâtre.

Teinture et alkool gallique : Décident une couleur extrêmement foncée, qui ressemble à de l'encre.

D'après l'effet de ces réactifs sur l'eau minérale analysée, on est en droit d'avancer que l'eau de Capus est acidule, alkaline, très-ferrugineuse, mais peu chargée d'autres principes (1).

_____

(1) Cette source, quoiqu'offrant quelques traits d'analogie avec celle de la Malou, en diffère cepen-

Les réactifs que j'ai fait agir sur le dépôt que cette source charie, a complètement confirmé l'idée que je m'étais formée sur la nature de cette eau médicinale.

Je n'ai pas poussé plus loin mes recherches chimiques, sachant combien seraient précaires les effets que l'on voudrait déduire seulement de la nature des principes constituans d'une eau quelconque, si l'on n'avait également recours à l'observation et à l'expérience. Je vais faire sentir plus clairement ma pensée.

L'analyse chimique peut bien, jusqu'à un certain point, nous éclairer, nous faire connaître les effets médicamenteux d'une eau quelconque, par la connaissance qu'elle nous donne de ses principes constituans ; mais cette analyse seule ne suffit pas, il faut que l'observation sanctionne, mette son sceau à ces premiers indices, puisque, sans eux, on serait souvent trompé. Je vais le prouver par quelques faits analogiques.

---

dant par sa nature et ses propriétés médicales. Il en est de même de celle de la Vergnière, comparée aux deux sources dont je viens de parler. Je me propose de faire connaître les propriétés de chacune d'elles.

N'existe-t-il pas plusieurs sources minérales où l'analyse chimique n'a jamais pu découvrir de principe constitutif actif, et qui jouissent néanmoins de très-grandes propriétés (1) ? N'est-il pas encore de notoriété, que plusieurs substances diverses où l'analyse avait découvert à-peu-près les mêmes principes, jouissent cependant de propriétés très-différentes (2) ?

Voici cependant sous quels points de vue l'analyse chimique peut nous être utile : c'est en nous mettant à même de juger plus promptement,

1.° Des effets ou des propriétés d'une eau minérale, qui n'aura pas été analysée ;

2.° Qu'elle ne contient pas de substances nuisibles, telles que l'arsenic, l'alun, certains gaz, etc., et dans le cas d'en faire une application plus prompte dans les maladies où elle peut convenir, en se basant toujours sur les règles d'une bonne analogie.

Je viens de prouver qu'il est difficile d'établir, d'une manière positive et certaine,

---

(1) Celle de Saint-Laurent en Vivarés. Voy. Dict. des eaux minér. Préf. Voyez l'analyse des eaux d'Avène, par M. Saintpierre, pag. 11 de son essai.

(2) Voy. les obs. de plus. memb. de l'académ. des sciences de Paris.

les vertus des eaux minérales par la simple connaissance du résultat de leurs analyses. Voyons ce que nous disent l'observation et l'expérience sur les vertus de celles de Capus.

PROPRIÉTÉS MÉDICALES.

J'ai consulté, à cet effet, plusieurs médecins et chirurgiens des environs, qui m'ont dit les avoir conseillées (1) avec les plus grands succès, dans les faiblesses d'estomac, dans les diarrhées et les dysenteries muqueuses, dans la jaunisse, la chlorose, les fleurs blanches, les gonorrhées anciennes, les embarras des viscères, les accès de fièvre quarte, certaines pertes immodérées, etc., et dans toutes les maladies qui reconnaissent la faiblesse pour cause, et où il faut relever le ton des organes malades.

Ma propre expérience n'a point démenti les effets qu'on leur attribue; j'ai été à même de me convaincre plus d'une fois des propriétés dont elles jouissent.

---

(1) Elles ne s'emploient guéres qu'en boisson.

SOURCE DE LA VERGNIÈRE.

Analyse de cette source.

Dans le territoire de la commune de Mourcairol et sur les bords de la rivière d'Orbe,
presque vis-à-vis l'église de Rèdes (suivant
la tradition , cette église serait une des quarante bâties sous le règne de Charlemagne)
est située la source de la Vernière (1).

Elle offre un dégagement continuel de
bulles d'air extrêmement abondant. Ce gaz
m'a paru être du gaz acide carbonique
(air fixe.)

L'eau de cette fontaine de santé est froide,
claire , limpide et transparente, d'un goût
extrêmement piquant et métallique, char-
riant un dépôt ocreux , assez abondant,
mais moindre que celui de la source de
Capus.

Cette eau trouble l'eau de chaux ; rougit
extrêmement la teinture de tournesol ; ne
dissout point le savon ; prend une teinte

_____

(1) Elle est ainsi appelée du nom d'une propriété
que M. Nègre possède dans ce territoire : la fou-
taine est dit-on située dans son terrain.

brune avec la teinture de noix de galle et l'alkool gallique ; décide, avec l'ammoniaque, un blanc terne ; il se forme un léger précipité. Avec le nitratre d'argent, il se fait un léger précipité d'un blanc grisâtre ; avec le muriate de Barite, elle louchit légèrement ; il se forme un précipité bien peu considérable.

Il est aisé de juger, d'après ces épreuves, que l'eau de la Vergnière est excessivement acidule, et qu'elle doit être rangée dans cette classe ; qu'elle contient aussi du fer, quelques carbonates, et qu'elle est aussi légérement alkaline.

Cette source offre quelques traits d'analogie avec celle de Capus ; mais elle en diffère essentiellement par sa température, par son goût excessivement acidule, et par quelques-unes de ses propriétés qu'elle ne partage point avec elle ni avec celle de la Malou. C'est ce que l'observation m'a démontré. Celle-ci (celle de la Vergnière) jouit bien, comme la première, des propriétés que nous avons assignées ; mais elle est plus rafraîchissante, diurétique, purgative ; l'autre (celle de Capus) détermine quelquefois le vomissement, à raison de sa température, et peut être même à raison de la trop grande quantité qu'on en boit. Ce que ne font pas celles de la Vergnière (1).

PROPRIÉTÉS MÉDICALES.

Je les ai vues employer avec avantage dans les congestions saburrales et bilieuses des premières voies. Dans le cas de constipation, dans le dégoût ou l'inappétence, dans la colique néphrétique, elles déterminent souvent la sortie du gravier, preuve non équivoque de leur action sur les organes urinaires. Elles doivent être prises sur les lieux, parce qu'elles perdent beaucoup par le transport, quelque soin que l'on prenne de bien boucher les bouteilles dans lesquelles on les met.

Je ne prescrirai point ici de règles sur leur administration, parce qu'elles sont susceptibles de trop grandes variations : on fera donc fort bien de consulter, avant de les prendre, un médecin instruit qui indiquera l'époque où elles sont les plus efficaces, le moment où elles conviennent le mieux au sujet, la dose relative et la durée pendant laquelle elles doivent être prises.

_____

(1) J'ai vu un homme du Poujol, qui s'adonnait à l'ivrognerie, devenir presque instantanement hydropique par la boisson inconsidérée qu'il fit de l'eau de la Vergnière. Cette maladie le conduisit au tombeau, Il ne voulut point se laisser opérer.

ARRÊTÉ

DE M. LE PRÉFET DU DÉP.ᵗ DE L'HÉRAULT,

Relatif à la Police et à l'Administration des Bains de la Malou.

L E PRÉFET DU DÉPARTEMENT DE L'HÉRAULT,

Vu les arrêtés du Gouvernement, du 29 floréal an 7, 3 floréal an 8, 6 nivôse an 11, relatifs aux sources d'eaux minérales, et la lettre de S. Exc. le ministre de l'intérieur, du 12 du présent mois ;

Considérant combien il importe de; mettre en vigueur, dans l'établissement thermal de la Malou, les réglemens relatifs aux sources minérales, autaut pour prévenir les abus qui pourraient s'y introduire, que pour assurer le bien-être des malades qui fréquentent cet établissement,

ARRÊTE :

Art. Ier. Lorsque la nécessité de certains travaux à faire aux eaux de la Malou, aura été reconnue, soit par le médecin-inspecteur, soit de toute autre manière, elle sera constatée, ainsi que des ouvrages indispensables, par l'ingénieur en chef des ponts et chaussées ; et d'après son rapport, le propriétaire des eaux sera invité, tant pour son intérêt que pour l'intérêt public, à faire procéder à la confection de ces travaux de la manière qui lui conviendra le mieux, et sous la surveillance d'un ingénieur ou de toute autre personne de l'art commise par le préfet; en cas de refus de la part du propriétaire, il en sera rendu compte de suite à S. Exc. le ministre de l'intérieur.

II. Le grand bassin consacré au service des hommes sera servi par des baigneurs, et celui des femmes par des baigneuses; néanmoins', si des personnes du sexe manifestaient le désir d'être traitées et servies par des baigneurs, cette faculté ne pourra leur être refusée.

III. Il ne pourra être admis en même temps dans chaque bassin plus de quinze personnes, un nombre supérieur pouvant occasioner des accidens funestes, tels que la syncope et l'asphyxie.

IV. Le propriétaire de la source fournira aux baigneurs et baigneuses les ustensiles nécessaires à leurs fonctions, et les maintiendra toujours en bon état.

V. Les baigneurs et autres personnes nécessaires au service des bains sont a la nomination du médecin-inspecteur; ils pourront être suspendus et destitués par lui, le tout sous l'approbation de la mairie : dans le cas où la mairie refuserait de donner son assentiment aux dispositions faites par le médecin-inspecteur, il y sera statué définitivement par M. le préfet, après avoir pris des renseignemens sur les sujets et les motifs de refus.

VI. Les baigneurs et autres personnes attachées au service des bains seront soumis à l'inspecteur, et lui obéiront en tout ce qui concerne le service.

VII. Il est défendu aux baigneurs de s'immiscer dans le traitement des malades, de leur fournir ou administrer aucun remède, et de leur donner des conseils, sous peine de destitution.

VIII. Nul malade ne pourra être admis à la source

sans un ordre du médecin, qui pourra le donner par écrit lorsque le cas l'exigera.

Les baigneurs et baigneuses rendront compte chaque jour à l'inspecteur du nombre des bains, douches, etc., qu'ils auront administrés aux malades.

IX. Les malades qui se transporteront à la Malou pour faire usage des eaux, en préviendront le médecin-inspecteur, qui leur indiquera l'heure à laquelle les remèdes pourront leur être administrés, et veillera à ce qu'ils soient soignés avec la plus grande exactitude.

X. Le médecin-inspecteur veillera avec soin à la propreté des bains, et fixera les heures, ainsi que pour les douches, en indiquera la durée, et répartira au service des malades les hommes et les femmes qui y sont destinés.

XI. L'eau des bains sera renouvelée deux fois par jour et même trois, si l'inspecteur le juge convenable, et si la source peut fournir la quantité d'eau nécessaire.

Le baigneur sera tenu de nettoyer le bassin à chaque sortie des bains.

XII. Les baigneurs devront être dans le chauffoir, et y entretenir le feu nécessaire, depuis trois heures du matin jusqu'à dix, et le soir depuis quatre heures jusqu'à huit; les douches ne seront administrées qu'au moment où l'on videra les bassins.

XIII. En cas d'absence, de maladie, ou autres cas imprévus, le médecin-inspecteur sera suppléé par un médecin à son choix, sauf l'approbation du maire de la commune.

XIV. Les détails intérieurs étant réglés par le médecin-inspecteur, les médecins particuliers que les malades jugeraient à propos d'appeler, peuvent déterminer la quantité d'eau qu'il est convenable de leur faire prendre ; ils peuvent être auprès d'eux pendant les bains , les douches , en observer les effets , régler le régime de leurs malades, prescrire leurs exercices, et leur donner tous les soins qu'ils jugeront convenables , pourvu qu'il n'en résulte aucun inconvénient pour la généralité des baignans.

XV. Si un malade se présente aux bains muni d'une consultation d'un homme de l'art, qui lui indique l'usage et le mode d'emploi des eaux , le médecin-inspecteur prescrira au baigneur ou à la baigneuse d'exécuter ponctuellement le contenu de la consultation.

XVI. Ne seront point admis à l'usage des bains , douches , etc., les individus qui , soit par des maladies contagieuses étrangères à celles que les eaux guérissent, soit par des infirmités d'un aspect hideux ou dégoûtant , pourraient inspirer une forte répugnance et nuire au bien-être des autres malades.

XVII. Les indigens recevront gratuitement le secours des bains et douches , etc. , sur la représentation au médecin-inspecteur d'un certificat de médecin, chirurgien, ou curé de paroisse , ou maire de commune, ainsi que ceux qui y seront envoyés des hospices du département.

XVIII. Les femmes enceintes ne seront point admises à prendre les bains.

XIX. Il ne sera fait aucun changement notable à la source et au canal qui conduit les eaux dans les bassins , ni à celui qui leur sert de fuite , ni aucune autre espèce d'ouvrage qui pourrait tendre à altérer la qualité des eaux ou à en diminuer le volume, sans l'autorisation du Gouvernement.

XX. Le tarif du prix des eaux , approuvé par Son Exc. le ministre de l'intérieur , sera inscrit à la suite

du présent, qui sera affiché dans tous les lieux appa-
rens de la source.

XXI. Les plaintes et réclamations qui pourraient
s'élever relativement au service, seront portées devant
le Maire de la commune, qui y statuera ce que de
droit, sauf le recours au Préfet.

XXII. Le Maire du Mourcairol est chargé de sur-
veiller l'exécution du présent arrêté.

Fait à Montpellier, le 27 juin 1809.

Signé, NOGARET.

Autre Arrêté.

LE PRÉFET, etc.

Vu la lettre de S. Exc. le ministre de l'intérieur,
du 1.er du présent mois, portant approbation du réglement concernant la police et l'administration des
bains de la Malou, du 27 juin 1809, et du tarif du
prix des eaux arrêté par le maire de la commune du
Mourcairol.

ARRÊTE:

Le réglement et le tarif (1) des eaux de la Malou
seront exécutés selon leur forme et teneur.

Le Sous-Préfet de Béziers demeure chargé de sur-
veiller, et le Maire du Mourcairol tenu d'assurer l'exécution du présent arrêté, qui sera affiché dans
les bâtimens, ainsi que le réglement et le tarif des
eaux.

Fait à Montpellier, le 16 février 1810.

Signé, NOGARET.

---

(1) Le tarif des bains est définitivement fixé à raison de 90 cent.
par bain, sous quelle forme qu'il soit pris.

TABLE

Des Matières contenues dans ce Mémoire.

QUATRIÈME PARTIE.

CINQUIÈME PARTIE.

Fin de la Table.

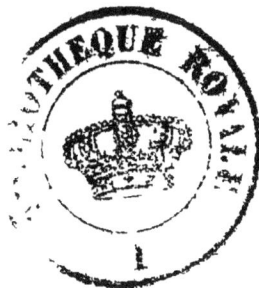

www.ingramcontent.com/pod-product-compliance
Lightning Source LLC
Chambersburg PA
CBHW062012200326
41519CB00017B/4772